Dr. Michaela Döll

Heilfrucht
Granatapfel

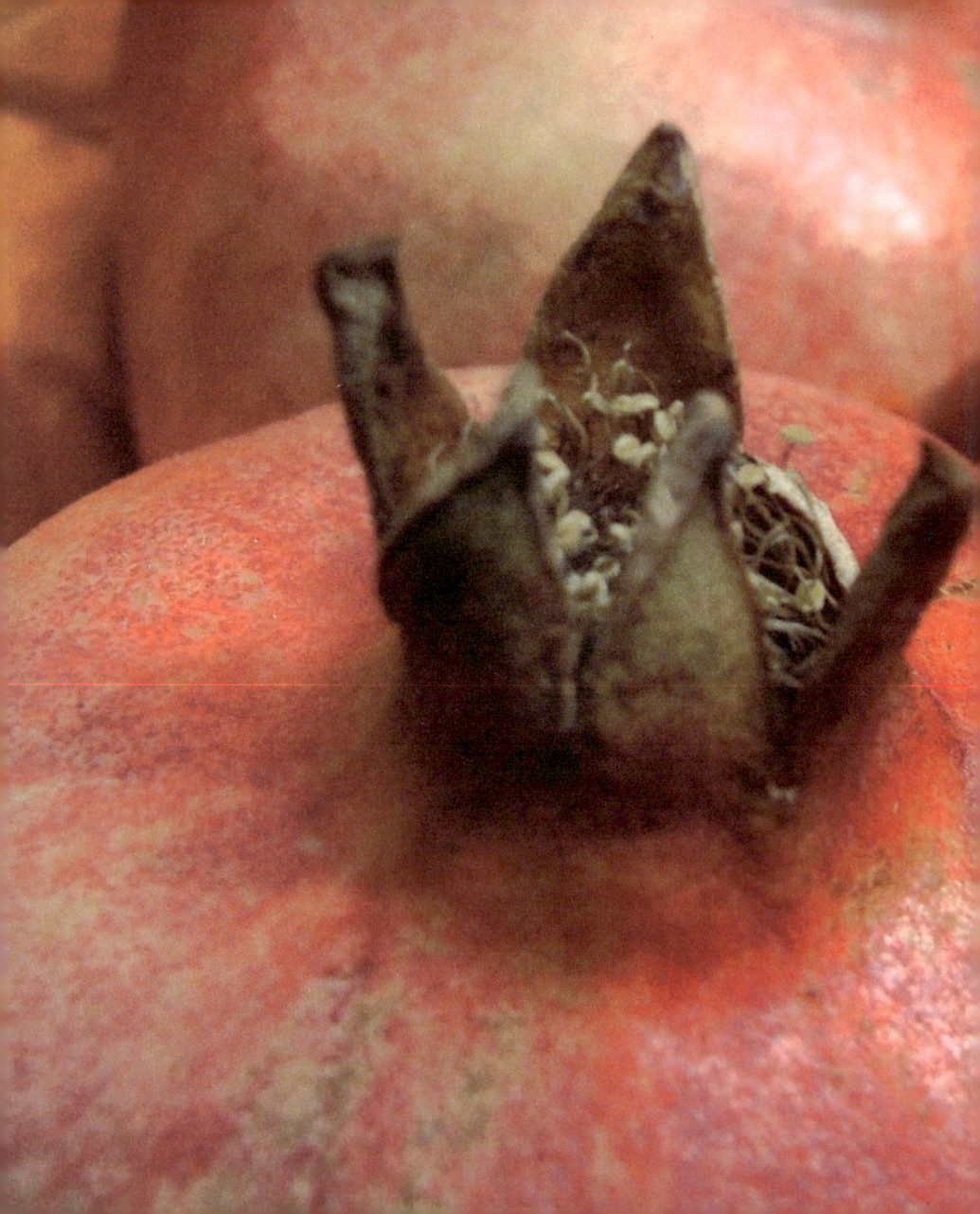

Dr. Michaela Döll

Heilfrucht
Granatapfel

- Zellschützend
- Gefäßschützend
- Hormonausgleichend
- Vitalisierend
- Anwendungen von A bis Z

Wichtige Hinweise

Die Wissenschaft ist ständig im Fluss. Die vorliegenden Informationen beruhen auf gründlicher Recherche der Autorin. Ziel des Buches ist es, die modernen Erkenntnisse der Ernährungsmedizin aufzuzeigen, wobei die Betreuung durch einen Therapeuten hiermit nicht ersetzt werden soll. Alle Angaben, Empfehlungen und Informationen sind ohne jegliche Verpflichtung oder Garantie des Autors.

Für die Angaben zu den aufgeführten Produkten kann weder seitens der Autorin noch seitens des Verlages eine Gewähr übernommen werden. Der Leser sollte in jedem Fall seinen Therapeuten um Rat fragen, verordnete Medikamente nicht eigenmächtig absetzen und die Anwendung der hier genannten Präparate auf seinen speziellen Bedarfsfall vom betreuenden Therapeuten prüfen lassen.

Dr. Michaela Döll im Internet:
www.fitness-gesundheit-antiaging.de

Besuchen Sie uns im Internet unter:
www.herbig-verlag.de

MIX
Papier aus verantwortungsvollen Quellen
FSC® C084279

3. Auflage 2011

© 2008 by F. A. Herbig Verlagsbuchhandlung GmbH, München
Alle Rechte vorbehalten
Umschlagfoto: stockfood, münchen
Lektorat und Bildredaktion: Anne Filsinger
Satz: Grafikdesign Ulrike Storch
Gesetzt aus der 9,5/13,5 Utopia
Druck und Binden: Print Consult GmbH
Printed in EU
ISBN 978-3-7766-2548-6

Inhalt

Krankheiten und Symptome, die sich mit Granatapfel positiv beeinflussen lassen

Vorwort

Liebe Leserinnen und Leser,

körperlich und geistig fit zu bleiben bis ins hohe Alter – wer möchte das nicht? Der Granatapfel – die paradiesische Frucht, Symbol der Jugend und Schönheit – kann wohl einiges dazu beitragen. Neueren Forschungsergebnissen zufolge hat der Granatapfel ein äußerst interessantes Wirkprofil, welches der Gesundheit in vielerlei Hinsicht zuträglich sein kann. In medizinischen Studien mehren sich inzwischen die Hinweise auf eine gefäß- und zellschützende Wirksamkeit des Granatapfels. Auch im Hinblick auf Krebserkrankungen steht die Frucht derzeit im Fokus der Forschung. Besonders interessant scheinen die Wirkeffekte des Granatapfels beziehungsweise des daraus hergestellten Saftes bei hormonabhängigen Tumorerkrankungen wie z. B. dem Prostatakrebs zu sein. Einige der hierzu vorliegenden Studien sind mit Granatapfelsaft und mit fermentierten Granatapfelsaftessenzen mit beachtenswerten Ergebnissen durchgeführt worden, obgleich noch mehr klinische Studien folgen müssen, um die vorliegenden positiven Ergebnisse aus labor- und tierexperimentellen Studien zu verifizieren.

Grundlegend werden für die vielen gesundheitsfördernden Wirkungen des Granatapfels in erster Linie die Polyphenole verantwortlich gemacht, die in der Schale, im Fruchtmark und den daraus hergestellten Säften zu finden sind. Diesen bioaktiven Pflanzeninhaltsstoffen wird eine hohe antioxidative Potenz nachgesagt, die nicht zuletzt auch für die nervenzellschützende Wirkung des Granatapfels und seines Saftes mitverantwortlich gemacht werden kann. Von besonderer Bedeutung sind auch die in den Samen vorkommenden Sexualhormone, die in kaum einer anderen Pflanze in dieser Struktur und Konzentration zu finden sind und die den körpereigenen Hormonhaushalt günstig beeinflussen können. Insgesamt kann man den Granatapfel somit als echte Powerfrucht bezeichnen, die durch ihr breites Inhaltsstoffspektrum eine Reihe interessanter Wirkeffekte aufweist.

Ich wünsche Ihnen anregende Lesestunden und ermuntere Sie zum Ausprobieren der Granatapfelrezepte und der angeführten Granatapfelprodukte, deren Bezug Sie im Anhang dieses Buches finden können.

Alles Gute für Ihre Gesundheit wünscht Ihnen

Dr. Michaela Dill

Granatapfel – ein historischer Abriss

Die Frucht des Paradieses

Der Granatapfel (Punica granatum) – die paradiesische Frucht oder auch die Frucht des Lebens genannt – gilt als eine der ältesten Kulturfrüchte der Menschheit. Bereits im Alten Testament der Bibel findet die kernreiche Frucht Erwähnung. Möglicherweise handelte es sich beim »Baum der Erkenntnis« im Paradies tatsächlich um einen Granatapfelbaum. Im Hohelied Salomons wird der Granatapfel erwähnt, um die Schönheit der Frau zu unterstreichen. Schon immer galten die schöne rote Blüte und die Frucht des Baumes als Symbol der ewigen Jugend, Fruchtbarkeit, Schönheit und Liebe. Seinen Namen verdankt der Granatapfel seinem interessanten Inneren. Die im Reifezustand meist purpurrote Frucht enthält eine große Menge an körnigen Samen (lat. granatus = körnig, kernreich). Die Bezeichnung »Punica« geht auf die Römer zurück, die davon ausgingen, dass die Phönizier (= Punier) die Frucht in das Römische Reich importierten. Auch der Name »Granatapfel« (Malus granatum) oder »punischer Apfel« (Malus punicum) weist auf die zahlreichen Samenkörner beziehungsweise die Herkunft der Frucht hin.

Der Name der spanischen Stadt Granada geht ebenfalls auf den Granatapfel zurück, der noch heute Bestandteil des Stadtwappens ist und in der umliegenden Landschaft auch angebaut wird. Auch die Bezeichnung »Granate« soll, ähnlich den vielen Samen im Innern der Frucht, auf die vielen kleinen Teilchen verweisen, in die diese Waffe beim Aufprall zerplatzt.

Ein Granatapfel auf einer Fliese aus Delft, um 1610.

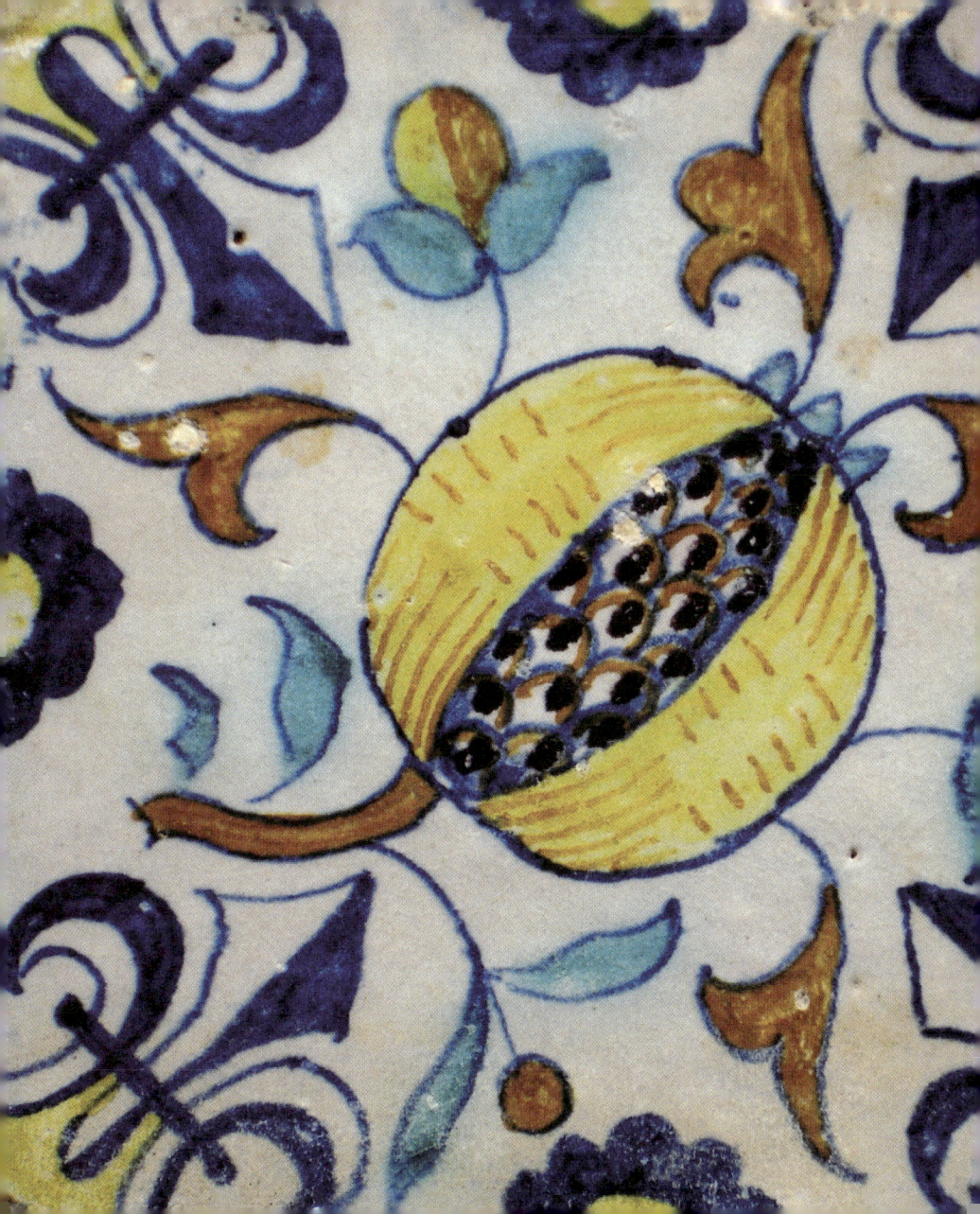

Mystik, Wissenswertes und Kurioses

Seit mehr als 3000 Jahren wird der Granatapfelbaum vom Menschen kultiviert. Der Granatapfel ist als symbolische Frucht in vielen Religionen vertreten. So wird das Jesuskind in den Armen der Mutter Maria häufig mit dieser Frucht in der Hand dargestellt und steht als Symbol für die Fruchtbarkeit Marias. Im Judentum enthält der perfekte Granatapfel 613 Kerne, was der Anzahl der Gebote in der Thora entspricht. Im Buddhismus zählt die Frucht zu den heiligen Früchten. Auch im Islam wird die Frucht erwähnt und war, Überlieferungen zufolge, die Lieblingsfrucht des Propheten Mohammed.

Bereits in der griechischen Mythologie spielt der Granatapfel eine wesentliche Rolle und wird vielfach genannt. So überreichte beispielsweise der Trojaner Paris der Göttin Aphrodite einen Granatapfel und beendete damit die Fehde mit ihren Mitstreiterinnen Hera und Athene um die Schönheit. Aphrodite, die Göttin der Schönheit und der Liebe, soll es auch gewesen sein, die eigenhändig auf Zypern einen Granatapfelbaum angepflanzt hat. Auch für Persephone, die Tochter der griechischen Erdgöttin Demeter, die von Hades, dem Gott der Unterwelt, entführt wurde, war die Frucht von Bedeutung. Göttervater Zeus erlaubte die Rückkehr des Mädchens nur unter der Bedingung des völligen Nahrungsverzichtes. Kurz vor der Rückkehr aus der Unterwelt verabreichte Hades Persephone ein paar Granatapfelkerne, wodurch die Bedingung für die Heimkehr zu ihrer Mutter Demeter hinfällig geworden war.

Die orientalische Gottheit Dionysos – so die Sage – entmannte den schlafenden Agdistis, ein zweigeschlechtliches Wesen, welches den Göttern ein Dorn im Auge war. Aus dessen Blut wuchs ein Granatapfelbaum, dessen Frucht der Flussnymphe Nana in den Schoß fiel. Daraufhin wurde Nana schwanger und brachte den Sohn Attis zur Welt, der nach der Geburt ausgesetzt wurde, aber zu einem wunderschönen Jüngling heranwuchs.

In Ägypten wurde der Granatapfel den Toten als Wegzehrung in das Totenreich mit ins Grab gelegt. So fand man die Früchte z. B. in den Grabkammern von Pharao Ramses IV. Die älteste, auf der Akropolis in Athen gefundene Frauenfigur aus dem 6. Jahrhundert v. Chr. trägt in der linken Hand einen Granatapfel. Im alten Rom zierten Kränze aus Zweigen des Granatapfelbaumes die Köpfe junger Frauen, die sich dadurch einen reichen Kindersegen erhofften. Darauf geht auch der griechische Brauch zurück, das Brautpaar mit Kernen der symbolträchtigen Frucht zu bewerfen. Die unzähligen Mythen, die sich um den Granatapfel ranken, regten schließlich auch die Gemüter bekannter Dichter wie z. B. Goethe, Schiller oder Shakespeare an. In »Romeo und Julia« saß die Lerche, die nach Julias Wunsch eine Nachtigall hätte sein sollen, auf dem Zweig eines Granatapfelbaumes.

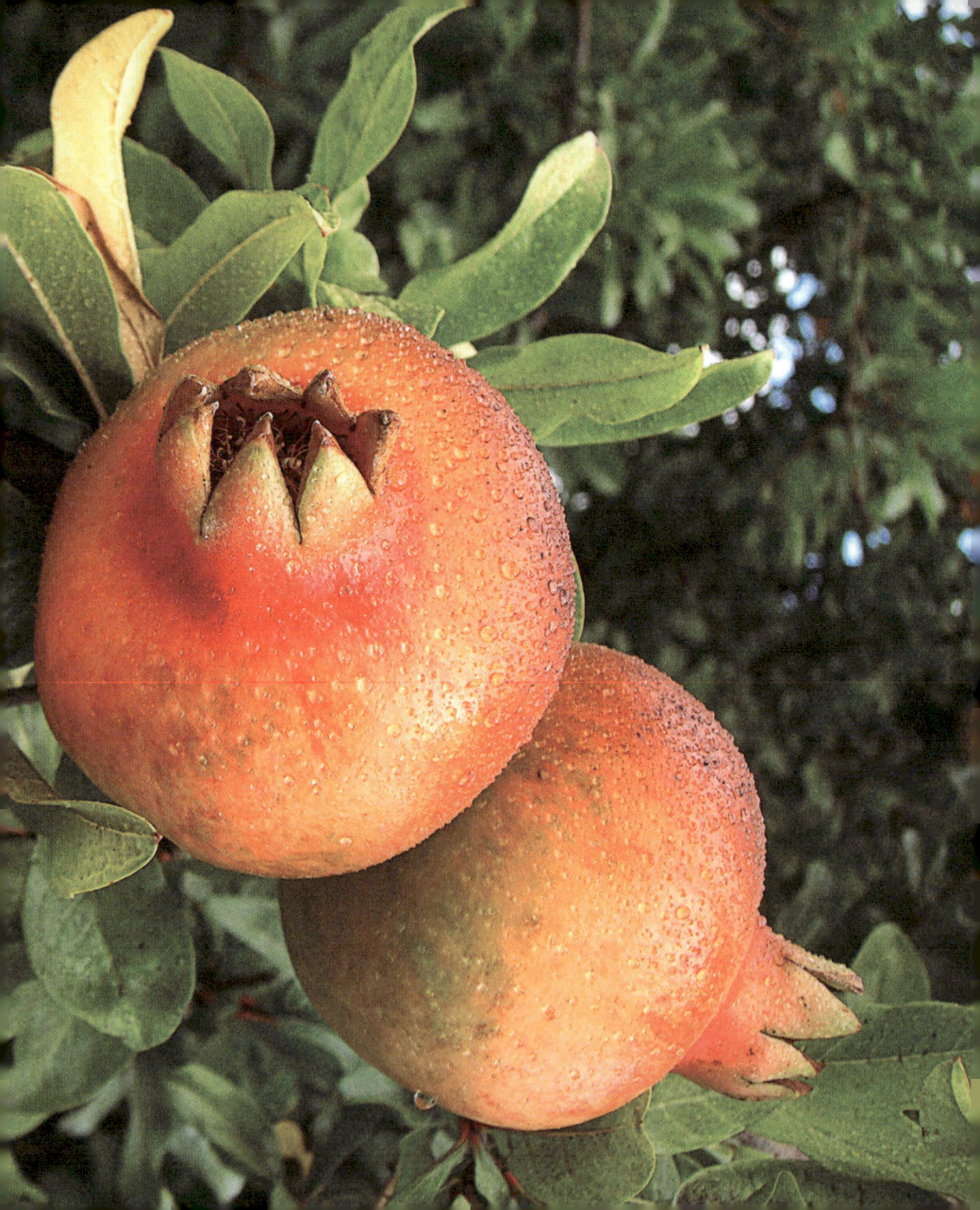

Granatapfel-Steckbrief

Vorkommen und Anbau

Der Granatapfelstrauch bzw. -baum (Punica granatum) gedeiht in tropischen und subtropischen Gefilden. Vermutlich ist Zentralasien (Persien) sein Ursprungsland. Inzwischen wird der Granatapfel im gesamten Mittelmeerraum, in Spanien, Marokko, Ägypten, Israel, Türkei, Iran und Afghanistan kultiviert. Ebenso ist er in Amerika, Südafrika, China und Australien zu finden.

Auch in unseren Breitengraden kann man den Granatapfel, am besten im Kübel, anpflanzen. Er liebt einen geschützten, aber vollsonnigen Standort und einen gut durchlüfteten, mageren Boden. Er ist allerdings frostempfindlich und überwintert am liebsten kühl bei 5 °C. In dieser Zeit braucht er nur wenig Wasser. Ausgepflanzte Granatapfelbäume überstehen auch leichten Frost.

Botanik und traditionelle Verwendung

Der Granatapfelstrauch oder -baum gehört zur Familie der Granatapfelgewächse (Punicaceae). Er kann bis zu 8 m hoch und mehrere Hundert Jahre alt werden. Seine etwa 10 cm langen, ledrigen Blätter sind lanzettförmig. Auffallend sind seine wunderschönen weißen, rosa oder (zumeist) roten trichterförmigen Blüten, aus denen sich die zwischen 6 und 12 cm großen gelben oder roten Früchte entwickeln. Der Granatapfel-

Der Granatapfel wird zwischen September und Dezember reif.

strauch oder -baum blüht von Juni bis September. Die Granatäpfel können bis zu 12 cm breit und 500 g schwer werden. Die Früchte, die eine Scheinbeere darstellen, werden im Herbst geerntet.

Das Innere der Frucht ist durch Membranen in zahlreiche kleine Kammern unterteilt. In diesen befinden sich die unzähligen, kantigen Samen, die von einem blassrosa bis tiefroten Fruchtfleisch umhüllt sind. Diese machen etwa die Hälfte des gesamten Fruchtgewichtes aus. Die Samensäckchen sind umgeben von einer etwa 5 mm starken, ledrigen Schale, die das Fruchtinnere schützt und zur Haltbarkeit der Früchte beiträgt.

Die Blüte, die Schale und der Saft werden in Asien seit Hunderten von Jahren als Färbemittel für Orientteppiche eingesetzt. In asiatischen Ländern wird aus dem Granatapfelsaft ein dickflüssiger Sirup hergestellt, der als Speisezutat Verwendung findet. In der indischen Küche wird aus den getrockneten und gemahlenen Samen des Granatapfels ein Gewürz (Anardana) hergestellt. Die Samen werden auch als Zutat für Süßspeisen verwendet. Aus dem Granatapfelsaft kann Grenadine (auch Grenadine-Sirup) gewonnen werden, der als Farb- und Aromazusatz in diversen Cocktails (z. B. Tequila Sunrise) vertreten ist und ursprünglich aus Granatäpfeln der Karibikinsel Grenada gewonnen wurde.

Auch in der Volksmedizin hat der Granatapfel eine lange Tradition. Die gekochte Schale, die Wurzel und die Rinde fanden infolge ihres Gerbstoffgehaltes bis zum Mittelalter als Wurmmittel Verwendung. In der Unani-Medizin, die auf altgriechischen ganzheitlichen Prinzipien beruht und vermutlich auf Hippokrates zurückgeht, werden die Granatäpfel eingesetzt, um Verdauungsprobleme, Fieber, Sehstörungen und Ohrenschmerzen zu bekämpfen.

Frische Früchte und Granatapfelprodukte

Vorsicht Saft – darauf sollten Sie bei frischen Früchten achten

Frische Granatäpfel werden hierzulande vorzugsweise in den Herbst- und Wintermonaten angeboten. Die reife Frucht ist durch eine zumeist tiefrot gefärbte, glänzende Schale charakterisiert. Dank ihrer ledrigen, schützenden Hülle können die Früchte problemlos bei niedrigen Temperaturen (am besten im Kühlschrank) für mehrere Wochen gelagert werden.

Das Öffnen der Früchte erfordert eine wichtige Vorsichtsmaßnahme, denn der austretende Granatapfelsaft hinterlässt hartnäckige Flecken auf Textilien. Am besten wählen Sie eine ältere Unterlage und ziehen sich eine (alte) Schürze an.

Zum Öffnen der Frucht kneten Sie die ledrige Schale mit Ihren Händen etwas. Sie wird dadurch weich und lässt sich – nach dem Einritzen – mit einem Messer abziehen. Sie können die Schale aber auch ringsherum einritzen und die Frucht dann mit den Händen aufbrechen. Die Samen, mit dem darin enthaltenen kostbaren Saft, kann man vorsichtig herauspulen oder herauslöffeln.

Ebenso kann man die Fruchthälften nach dem Öffnen umgedreht (Schale dem Gesicht zugewandt) auf einen tiefen Teller legen und mit einem Holzlöffel auf die Schale schlagen, wodurch die Samenkerne herausspringen. Die süßlich schmeckenden Samen kann man pur genießen oder, wie in einem der vielen Rezepte (siehe Rezeptteil), weiterverarbeiten. Die Samentrennwände sollte man sorgfältig entfernen, denn sie schmecken bitter.

Falls Sie aus den frischen Früchten Saft herstellen möchten, schneiden Sie diese am besten in der Mitte durch und pressen die Fruchthälften mit den Samen auf einer Zitruspresse aus. Sie können die Kerne auch in die Kartoffelpresse geben und den Saft auffangen.

Granatapfelprodukte – eine bunte Vielfalt

Inzwischen erfreut sich der Granatapfel auch hierzulande einer immer größer werdenden Beliebtheit. Von den vielen gesundheitsfördernden Eigenschaften kann man durch den Genuss von Säften und Elixieren profitieren. Ebenso sind, auf der Basis des Granatapfelsaftes, Nahrungsergänzungsmittel in Kapselform erhältlich. Auch die Kosmetikindustrie hat die wertvolle Frucht für sich entdeckt und bietet verschiedene Körperpflegeprodukte und Cremes mit Granatapfelextrakten an.

Granatapfelsaft – worauf Sie achten sollten!

Im Handel gibt es zahlreiche Produkte, die unter Verwendung der Früchte bzw. des Saftes hergestellt werden. Am gebräuchlichsten ist der Granatapfelsaft, der möglichst aus rückstandskontrollierten oder biologisch angebauten Früchten stammen und weder gezuckert noch mit künstlichen Aromastoffen oder sonstigen Zusatzstoffen versehen sein sollte. Von gesüßten, aromatisierten Produkten ist abzuraten. Bezugsquellen für empfehlenswerte Säfte finden Sie im Anhang des Buches.

Wenn Sie frische Granatäpfel sehen,
sollten Sie zugreifen!

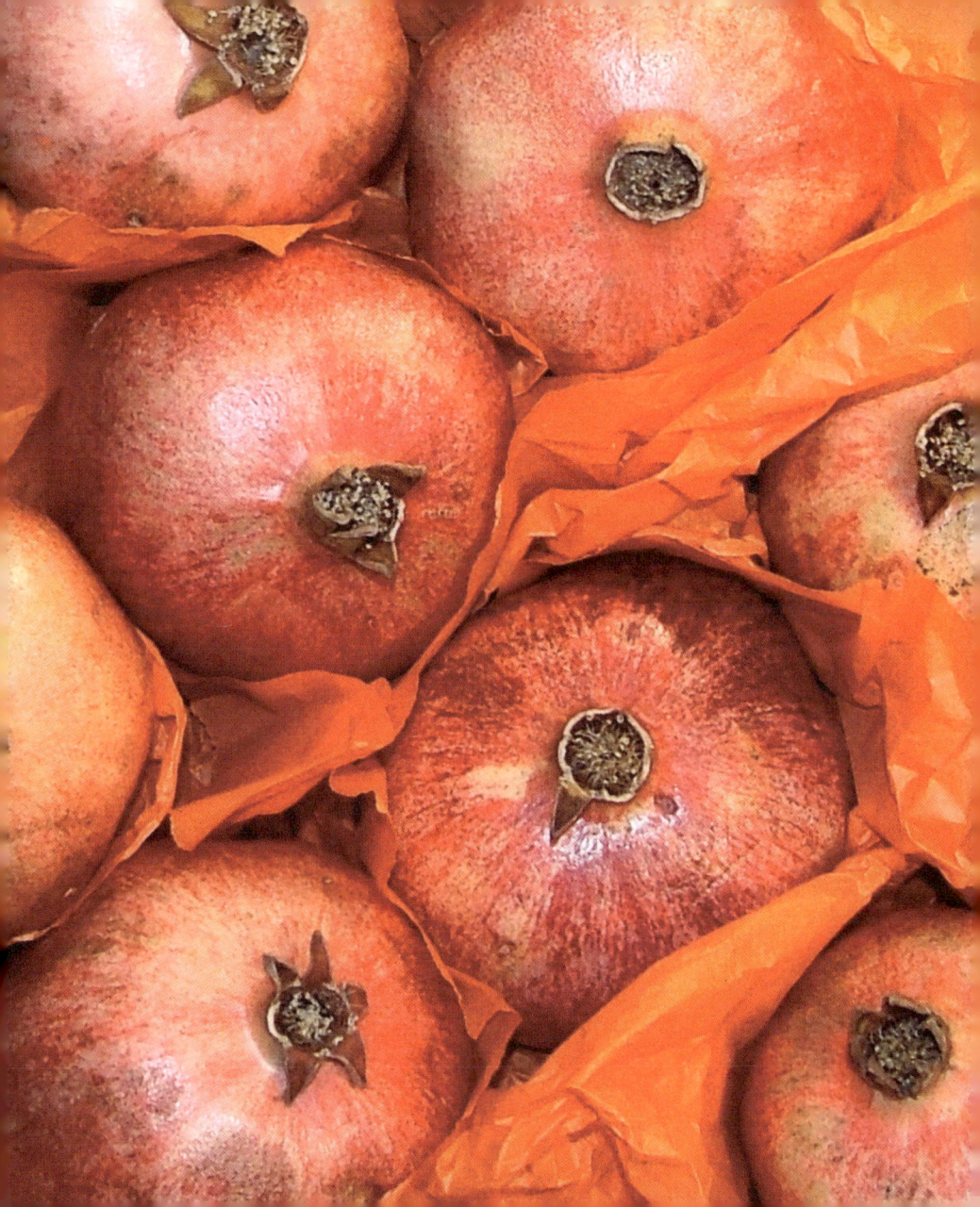

Granatapfel-Elixier – worauf Sie achten sollten!

Aus dem Mark der Granatäpfel kann auch ein Granatapfel-Elixier gewonnen werden, welches mit spagyrisch-fermentierten Essenzen aus der ganzen Frucht und den Blüten des Granatapfels hergestellt und mit rechtsdrehender Milchsäure angereichert wird. Dabei werden die Granatapfelteile einem besonderen Fermentationsprozess unterzogen. Das Elixier ist reich an Saft-Polyphenolen und Anthocyanen. Dank der schonenden Aufkonzentrierung und der biologischen Fermentationsprozesse entspricht ein Esslöffel (10 ml) dieses Granatapfel-Elixiers der antioxidativen Kraft von etwa 200 ml Granatapfelsaft (Bezugsquelle im Anhang).

Granatapfel in Nahrungsergänzungsmitteln – worauf Sie achten sollten!

Die wertvollen Inhaltsstoffe des Granatapfels werden auch in Form von Nahrungsergänzungsmitteln (Kapseln) angeboten. Auch in diesem Fall ist auf Qualität des verwendeten Granatapfelsaft-Extraktes und auf ein schonendes Gewinnungsverfahren zu achten, um sicherzustellen, dass das breite Spektrum der bioaktiven Inhaltsstoffe der Frucht auch im Produkt enthalten ist. Interessant sind solche Produkte vor allem dann, wenn sie mit anderen Zellschutzstoffen wie z. B. Carotinoiden (Lycopin) und Selen kombiniert werden. Diese Antioxidantien können sich, zusammen mit den im Granatapfelsaft vorkommenden antioxidativ wirksamen Inhaltsstoffen, in ihrer Wirkung gut ergänzen oder sogar verstärken (Bezugsquelle im Anhang).

Granatapfelsamenöl – worauf Sie achten sollten!

Aus den Kernen der reifen Granatapfelfrüchte kann, mithilfe eines besonders schonenden Verfahrens, ein einzigartiges Öl gewonnen werden, welches reich ist an bioaktiven Pflanzeninhaltsstoffen. Die im folgenden Text angesprochenen Östrogenkomponenten und wertvollen Fettsäuren sind besonders im Granatapfelsamenöl zu finden. Das Samenöl der Früchte (als Nahrungsergänzungsmittel in Kapselform) wird besonders bei Wechseljahresbeschwerden angewendet und geschätzt, tut aber auch der Haut (vor allem der reifen Haut) sehr gut. Für die Gewinnung von einem Kilogramm Granatapfelsamenöl müssen etwa 500 kg Früchte eingesetzt werden. Man sollte hier auf einen Hersteller achten, der hohe Anforderungen an die eingesetzte Ware hat. Ebenso wichtig ist die schonende Gewinnung des Samenöls. Nur Kaltpressung garantiert, dass die bioaktiven Pflanzeninhaltsstoffe erhalten bleiben (Adresse für hochwertiges Produkt im Anhang).

In der Apotheke wird auch ein flüssiges Granatapfelsamenöl in Flaschen angeboten. Auch dieses sollte, nach Möglichkeit, aus kaltgepressten Samen stammen, damit die empfindlichen Inhaltsstoffe nicht durch Hitze zerstört werden. Das kaltgepresste Granatapfelsamenöl ist hervorragend für die Gesichts- und die Körperpflege geeignet. Am besten massieren Sie wenige Tropfen dieses kostbaren Öls direkt in die Mimikfältchen ein. Man kann es aber selbstverständlich auch für das ganze Gesicht verwenden. Es ist besonders für die trockene, reife Haut geeignet. Seine wertvollen Fettsäuren verbessern die Hautfeuchtigkeit und die Elastizität. Aber achten Sie darauf, das Ölfläschchen wieder gut zu verschließen, denn die darin enthaltenen Fettsäuren sind sehr empfindlich gegen den Sauerstoff in der Luft und oxidieren leicht. Ebenso wichtig ist die Aufbewahrung in einer dunklen Flasche, am besten auch an einem lichtgeschützen Ort, da die wertvollen Inhaltsstoffe lichtempfindlich sind.

Granatapfelkosmetik – worauf Sie achten sollten!

Im Handel sind inzwischen auch Körperpflegeprodukte erhältlich, die den Granatapfel bzw. sein kostbares Samenöl als wertvolle, pflegende Zutat beinhalten. Empfehlenswert sind vor allem Naturkosmetikprodukte, die auf jegliche synthetische Konservierungs-, Farb- und Duftstoffe verzichten und strengen Kontroll- und Qualitätskriterien unterliegen (z. B. Demeter-Vertragspartner, Ecocert-zertifiziert). Die Verwendung biologisch angebauter Inhaltsstoffe und der Verzicht auf Rohstoffe, die aus toten Tieren gewonnen wurden, können weitere Kriterien für die Auswahl der Kosmetikprodukte sein.

Für die Gesichtspflege wird in ausgewählten Naturkostläden eine reichhaltige Pflegecreme mit Granatapfel und Ginseng (für jeden Hauttyp) und eine feuchtigkeitsspendende Creme mit Granatapfel und Papaya angeboten. Für den Körper gibt es eine Pflegelotion mit Granatapfel und Olivenblattextrakt, die der Haut mehr Elastizität und Spannkraft geben. Die Lippen kann man mit einem speziellen Pflegestift auf der Basis von Granatapfel und Olivenöl weich und geschmeidig halten (Bezugsquelle im Anhang).

Pflegeprodukte mit Granatapfel werden den
Ansprüchen zarter Babyhaut gerecht.

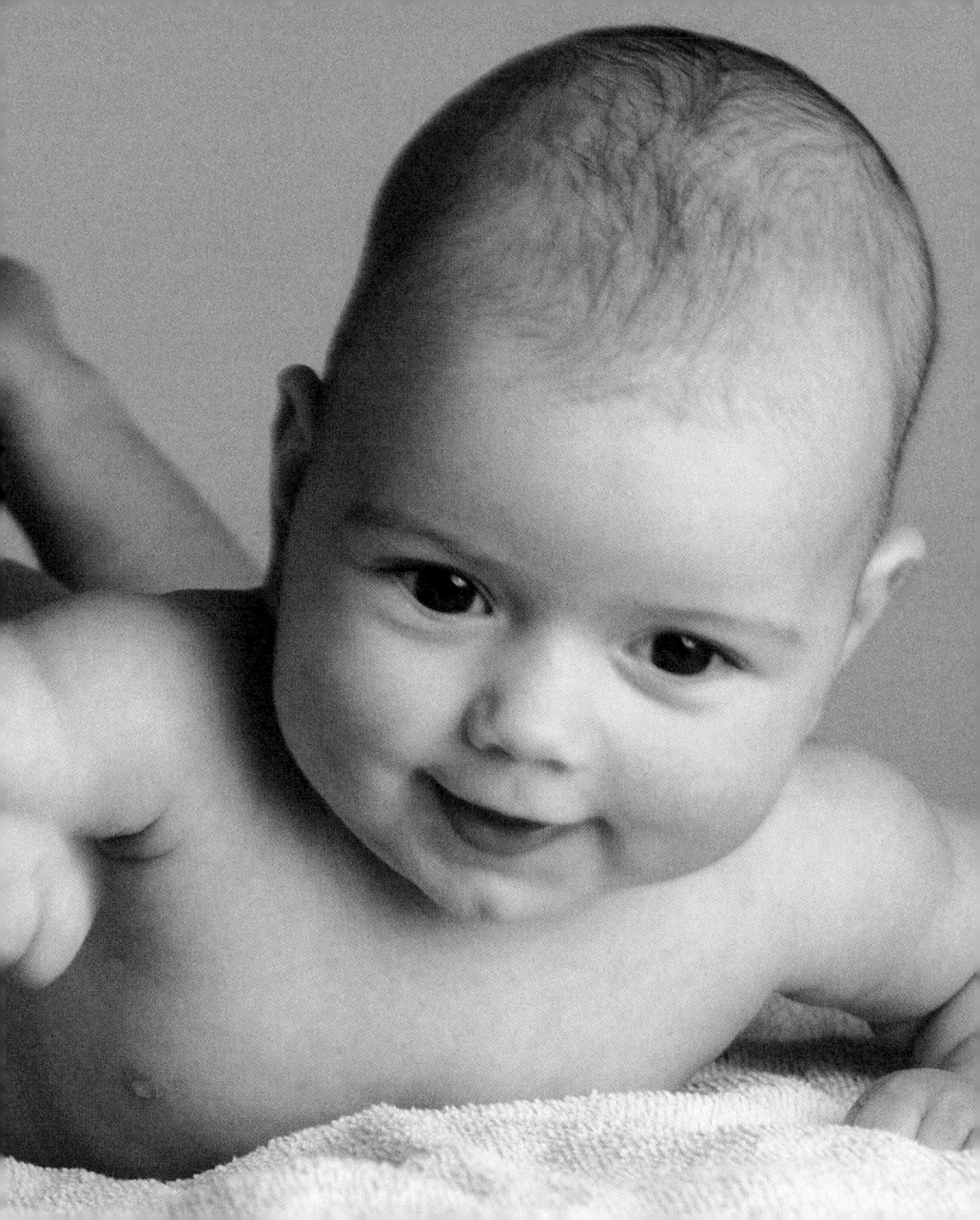

Granatapfelpflege für die zarte Babyhaut

Die empfindliche Babyhaut stellt an hautpflegende Produkte besondere Ansprüche. Die Haut eines Neugeborenen ist direkt nach der Geburt noch nicht vollständig entwickelt. Das Unterhautfettgewebe muss erst noch aufgebaut werden und die Talgdrüsen produzieren noch in ungenügender Menge Fett. Die Schweißdrüsen sind noch nicht in der Lage, die Körpertemperatur in ausreichendem Maß zu regulieren, und die zarte Haut ist damit sehr empfindlich gegen Kälte, Hitze oder auch sonstige Umwelteinflüsse. Babyhaut reagiert aber auch sehr empfindlich gegen Zusatzstoffe in Pflegeprodukten und so ist es ratsam, auf eine hautverträgliche, milde Babypflege zurückzugreifen, die frei ist von jeglichen synthetischen Begleitsubstanzen (z. B. Konservierungs-, Farb- und Duftstoffe). Die Pflegeprodukte sollten zudem den Bedürfnissen der Babyhaut gerecht werden und den erhöhten Feuchtigkeitsbedarf ausgleichen. Daher ist der Granatapfelsamenextrakt mit seinen pflegenden und feuchtigkeitsspendenden Fettsäuren eine ideale Zutat für die Babypflege.

Im Handel ist ein ganzes Pflegeprogramm auf der Basis des Granatapfelsamenextraktes erhältlich, welches den oben genannten Kriterien vollständig entspricht: Schaumbad, Duschgel, Körperlotion, Windelcreme, Shampoo und Sonnenschutzcreme mit Granatapfel und Sanddorn schützen die empfindliche Babyhaut vor dem Austrocknen und führen pflegende Feuchtigkeit beim Baden und Cremen zu (Bezugsquelle im Anhang).

Die Inhaltsstoffe des Granatapfels und ihre Wirkungen

Vitalstoffe – ohne sie läuft nichts im Körper

Der Ernährung wird eine erhebliche Bedeutung hinsichtlich der Vermeidung beziehungsweise Entstehung von Krankheiten eingeräumt. Dabei schlagen »Ernährungssünden« in der Regel nicht gleich zu Buche, sondern zeigen, zusammen mit dem Lebensstil (Bewegung, Stress, Genussmittel), eher langfristig negative Konsequenzen: So werden z. B. Herzinfarkt, Schlaganfall, Krebs und Stoffwechselstörungen mit Fehlernährung in Verbindung gebracht. Die meisten Ernährungsfehler kann man mit »zu viel«, »zu süß« und »zu fett« charakterisieren, wobei meist auch die Vitalstoffe auf der Strecke bleiben. Gerade diese werden aber von unserem Körper dringend benötigt. Damit er die vielfältigen Stoffwechselleistungen erbringen kann, ist er auf die ausreichende Zufuhr von Vitalstoffen angewiesen. So sind die lebensnotwendigen Vitamine, Mineralstoffe und Spurenelemente beispielsweise an enzymatisch und hormonell gesteuerten Reaktionen beteiligt. Auch die Aktivität des Herzmuskels, die Sehfähigkeit, die Nervenfunktionen, die Abwehrfunktionen und die Blutbildung werden durch diese Vitalstoffe mit beeinflusst. Einige der Mikronährstoffe sind für die Gesunderhaltung der Haut, Haare und Knochen von Bedeutung. Auch die Zellteilung und Geweberegeneration ist von solchen Vitalstoffen abhängig. Inzwischen weiß man sehr gut Bescheid über die Bedeutung einzelner Mikronährstoffe für den körperei-

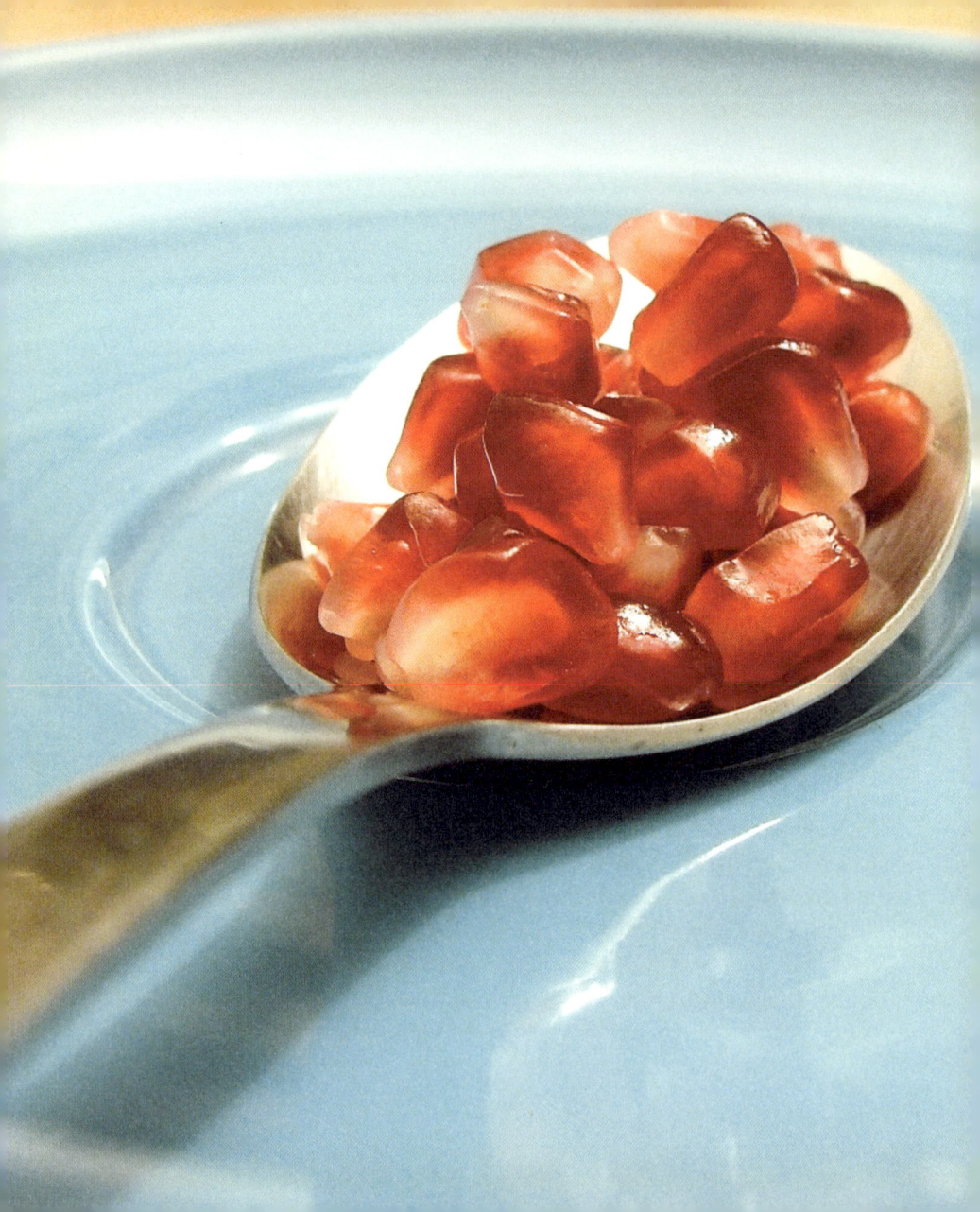

genen Stoffwechsel und ihren Bedarf, der abhängig ist von den Lebensstilfaktoren des Einzelnen. Beispielsweise erfordern Umweltbelastun-
gen, chronische Krankheiten, sportliche Aktivitäten, eine bestehende
Schwangerschaft und die Einnahme von Medikamenten eine erhöhte
Zufuhr (siehe Übersicht). Daher gilt es besonders in diesen Fällen auf
eine vitalstoffreiche Ernährung zu achten, die einen hohen Anteil an Obst
und Gemüse enthalten sollte. In diesem Zusammenhang ist der Granatapfel besonders erwähnenswert, da er ein breites Vitalstoffspektrum ab-
deckt und einen wertvollen ernährungsphysiologischen Beitrag für die
Gesunderhaltung des gesamten Organismus leisten kann.

Lebensstilfaktoren, die den Bedarf an Vitalstoffen erhöhen

- Alter
- Chronische und akute Erkrankungen
- Diäten, Fastenkuren
- Medikamenteneinnahme
- Rauchen, sonstige Schadstoffe
- Sauna
- Schwangerschaft, Stillzeit
- Sonnenexposition
- Sport
- Stress, Leistungsdruck
- Übermäßiger Alkoholkonsum
- Wachstum, Entwicklung

Frische Granatäpfel enthalten u. a. Vitalstoffe,
Fettsäuren und hormonartige Stoffe.

Superfood Granatapfel: Vitalstoffe, Fettsäuren und Sexualhormone

Der frische Granatapfelsaft besteht zu etwa 85 Prozent aus Wasser, zu etwa 10 Prozent aus Zucker und zu etwa 1,5 Prozent aus Pektin. Im Saft und in den Samen sind eine Vielzahl wertvoller Vitalstoffe enthalten. So findet sich dort ein breites Spektrum an Vitaminen, Mineralstoffen und Spurenelementen. Unter den zuletzt genannten Vitalstoffen sind besonders die Vitamine der B-Reihe, die Vitamine E und K, der Mineralstoff Kalium und die Spurenelemente Eisen, Zink, Kupfer und Fluor zu nennen.

- Die **B-Vitamine** benötigt der Körper u. a. zur Energiegewinnung, für die Zellerneuerung, die Blutbildung und für das »Nervenkostüm«.
- **Vitamin E**, welches vor allem in den Granatapfelsamen zu finden ist, fördert die Durchblutung und wirkt entzündungshemmend.
- **Vitamin K** braucht der Körper für die Blutgerinnung – ohne dieses Vitamin würden wir bei der kleinsten Schnittwunde immense Mengen an Blut verlieren.
- Der Mineralstoff **Kalium** ist für die Herztätigkeit und die Erregbarkeit von Muskeln unerlässlich.
- Das Spurenelement **Eisen** wird für die Blutbildung benötigt.
- **Zink** ist ein absoluter Tausendsassa unter den Mikronährstoffen. Es ist für die Immunfunktion, für den Zuckerstoffwechsel, die Sehkraft und das gesunde Haarwachstum unerlässlich.
- **Kupfer** und **Fluor** spielen schließlich bei enzymatischen Reaktionen

eine wichtige Rolle, wobei Kupfer zudem an der Blutbildung beteiligt und Fluor für die Gesunderhaltung von Zähnen und Knochen notwendig ist.

- Außerdem finden wir im Granatapfelsaft verschiedene Eiweißbausteine wie z. B. die **Glutamin-** und **Asparaginsäure**, die der Körper für den Aufbau von Proteinen benötigt.

In den Samen des Granatapfels kommen hormonartige Strukturen vor, die jenen der körpereigenen Sexualhormone (z. B. den Östrogenen) stark ähneln oder sogar vergleichbar sind und für den positiven Einfluss der Samen beziehungsweise des daraus hergestellten Samenöls verantwortlich gemacht werden. Schließlich sind jene Kerne, wie bereits erwähnt, auch reich an Vitamin E und enthalten zudem wertvolle, mehrfach ungesättigte Fettsäuren, die für die Gesunderhaltung der Zellen und Gewebe von Bedeutung sind.

Noch interessanter als Vitamine: bioaktive Pflanzeninhaltsstoffe

Obst und Gemüse sind auch hervorragende Quellen für bioaktive Pflanzeninhaltsstoffe. Darunter versteht man Substanzen, die zwar nur in geringen Mengen darin vorkommen, aber trotzdem eine Reihe sehr interessanter, gesundheitsfördernder Wirkungen entfalten können. Die bioaktiven Pflanzeninhaltsstoffe werden auch als »Phytonutrients« oder »Phytochemicals« bezeichnet. Sie werden in den Pflanzen selbst u. a. zum Schutz vor Umwelteinflüssen, vor Insektenbefall und als Abwehrstoffe, Wachstumsregulatoren, Antioxidantien oder Farbstoffe gebildet. Auch im menschlichen Organismus leisten diese Schutzstoffe einen wertvollen Beitrag zur Gesundheit. So können sie einen günstigen Einfluss auf die Durchblutung, den Fett- und den Zuckerstoffwechsel haben. Sie wirken antiviral, antimikrobiell, stählen unsere körpereigene Abwehr und schützen uns vor Infektionen. Sie bekämpfen Entzündungen und wirken sich günstig auf die Verdauung aus. Am interessantesten ist zweifelsohne die krebsvorbeugende Wirkung, die man vielen der »Phytochemicals« nachsagt.

Die Gesamtzahl der sekundären Pflanzenstoffe wird derzeit auf bis zu 100 000 geschätzt. Obwohl die bioaktiven Pflanzeninhaltsstoffe nicht unbedingt lebensnotwendig sind, wird in internationalen Empfehlungen für die Nährstoffzufuhr der vermehrte Verzehr von Gemüse und Obst angeraten, da zahlreiche wissenschaftliche Untersuchungsergebnisse auf eine krankheitsvorbeugende Wirkung schließen lassen. So empfiehlt auch die *Deutsche Gesellschaft für Ernährung* den Verzehr von fünf bis sieben Portionen Gemüse und Obst pro Tag, wobei eine Portion etwa 100 g entspricht. In der Realität schaffen das die wenigsten von uns (weniger als 15 Prozent).

> *Pro Tag sollte man fünf bis sieben Portionen (pro Portion etwa 100 g) Gemüse und Obst essen, um ausreichend mit bioaktiven Pflanzeninhaltsstoffen versorgt zu sein.*

Trotz aller Aufklärungskampagnen isst der deutsche Bundesbürger in der Regel zu vitalstoffarm, zu fett und zu kalorienreich. Currywurst und

Fast Food werden gegenüber dem breiten Angebot an Gemüse, Salaten und Früchten deutlich bevorzugt. Damit kommen nicht nur die lebensnotwendigen Vitalstoffe zu selten auf den Tisch, sondern auch die gesundheitsfördernden bioaktiven Pflanzeninhaltsstoffe.

Hot Topic: Polyphenole – »Vitamine des 21. Jahrhunderts«

Zu den interessantesten bioaktiven Pflanzeninhaltsstoffen gehören die Polyphenole, die auch als »Vitamine des 21. Jahrhunderts« bezeichnet werden. Obwohl sie nicht zu den bekannten, klassischen Vitaminen gerechnet werden, wird ihnen ein »vitaminähnlicher« Charakter bezeugt. Tatsächlich konnten für die Polyphenole bislang eine Vielzahl gesundheitsfördernder Wirkungen nachgewiesen werden und so nehmen diese Biomoleküle hinsichtlich ihrer ernährungsphysiologischen Bedeutung inzwischen einen hohen Stellenwert ein. Polyphenole schützen die Gefäße, stärken das Immunsystem, wirken Allergien entgegen und haben krebsschützende Effekte. Sie können die Durchblutung und die Nierenfunktion verbessern und wirken bakteriell und viral bedingten Infektionen entgegen. Zudem haben viele Vertreter einen günstigen Einfluss auf den Fett- und den Zuckerstoffwechsel.

In den Pflanzen werden diese Phytochemikalien z. B. als Gerb-, Bitter- und Farbstoffe gebildet und dienen der Pflanze – wie schon gesagt – als Schutzschild vor Insektenbefall, Pilzerkrankungen, Umweltgiften, UV- und Ozonbelastungen. Je mehr Belastungen eine Pflanze ausgesetzt ist, umso mehr von diesen wichtigen Schutzstoffen stellt sie in der Regel her.

31

Daher ist es auch nachvollziehbar, dass gerade in den Schalen und äußeren Hüllen von Früchten und Samen die höchsten Konzentrationen an Polyphenolen nachgewiesen werden können.

Im Wesentlichen kann man die Polyphenole in die beiden großen Gruppen der Phenolsäuren und der Flavonoide gliedern. Die Phenolsäuren kommen beispielsweise als Kaffeesäure in der Kartoffel, im Granatapfel und im Kaffee vor, als Ferulasäure in Getreide und als Ellagsäure in Nüssen, im Granatapfel und Beerenfrüchten wie z. B. Himbeeren, Brombeeren oder Erdbeeren vor. Die Flavonoide bilden wiederum selbst eine große Gruppe an bioaktiven Pflanzeninhaltsstoffen, zu der beispielsweise die Anthocyane gehören, die Blüten und Früchte blau, violett oder rot färben. Auch die für ihre gesundheitsfördernden Wirkungen bekannten Epigallocatechine oder Epigallocatechingallate, die beispielsweise im Grüntee und im Granatapfel vorkommen, zählen zu den Flavonoiden. Ein weiterer Vertreter ist das in Zwiebeln und dem Granatapfel vorkommende Quercetin oder das in Blattsalaten und dem Granatapfel vorhandene Kämpferol. Ebenso zählt das in Orangen vorkommende Hesperidin zu den Flavonoiden.

Herzensgute Polyphenole

Herz-Kreislauf-Erkrankungen stehen an erster Stelle der Todesursachen. Daher sind natürlich vorkommende Lebensmittelinhaltsstoffe besonders hinsichtlich ihrer gefäßschützenden Wirkung von Interesse.

Wie in verschiedenen Untersuchungen gezeigt werden konnte, mindert eine polyphenolreiche Kost das Risiko für Herz-Kreislauf-Erkrankungen.

Mögliche Wirkungen von Polyphenolen

Gesunderhaltung der Zellen und Gewebe
- Schutz vor freien Radikalen (antioxidative Wirkung)
- Entgiftung
- Verbesserung der Reparaturleistung

Herz, Kreislauf
- Förderung der Durchblutung
- Günstige Beeinflussung des Fettstoffwechsels
- Positiver Einfluss bei erhöhtem Blutdruck

Immunsystem
- Verbesserung der Abwehrleistung
- Schutz vor Infektionen
- Hemmung von entzündlichen Prozessen

Gehirn und Nerven
- Nervenzellschutz
- Erhaltung der geistigen Leistungsfähigkeit

Augen
- Schutz vor altersbedingten Augenerkrankungen
  (z. B. altersbedingte Makuladegeneration)

Eine Ernährung, die reich ist an diesen Schutzstoffen, kann die Gefahr für den Herzinfarkt und den Schlaganfall um etwa 30 Prozent reduzieren! So haben beispielsweise unsere französischen Nachbarn, trotz vergleichbaren Fettkonsums, ein deutlich geringeres Risiko für Herz-Kreislauf-Erkrankungen aufzuweisen als andere Europäer. Als Ursache für dieses sogenannte »Französische Paradoxon« gilt der mäßige Rotweinkonsum und die polyphenolreiche mediterrane Küche der Franzosen. Auch im Rotwein, dem eine gefäßschützende Wirkung nachgesagt wird, findet man u. a. die interessanten Polyphenole, die gegen den Umweltstress in den Trauben und in den Rebstöcken gebildet werden. Kein Wunder, dass diesen Inhaltsstoffen eine besonders große Aufmerksamkeit in der Forschung gewidmet wird. Und so sind tatsächlich auch eine Reihe von Wirkeffekten der Polyphenole nachgewiesen worden, welche eine mögliche Erklärung für die gefäßschützende Wirkung dieser Biostoffe insgesamt sind.

Polyphenole machen die Blutgefäße stark

Der Nobelpreisträger Albert Szent-Györgyi, der 1937 die Struktur des Vitamin C aufgeklärt hat, bezeichnete Polyphenole vom Typ Flavonoide als »Vitamin P« und räumte diesen Substanzen damit eine vitaminähnliche Wirkung ein, wobei das »P« für Blutgefäß-Permeabilität (= Durchlässigkeit) steht. Flavonoide verbessern die Weitstellung der Gefäße und können damit einer Blutdruckerhöhung entgegenwirken. Sie fördern die Durchblutung und hemmen die Blutplättchen, die für eine Verklumpung des Blutes zuständig sind. Außerdem wird der Fettstoffwechsel durch Polyphenole positiv beeinflusst. Die bioaktiven Pflanzeninhaltsstoffe

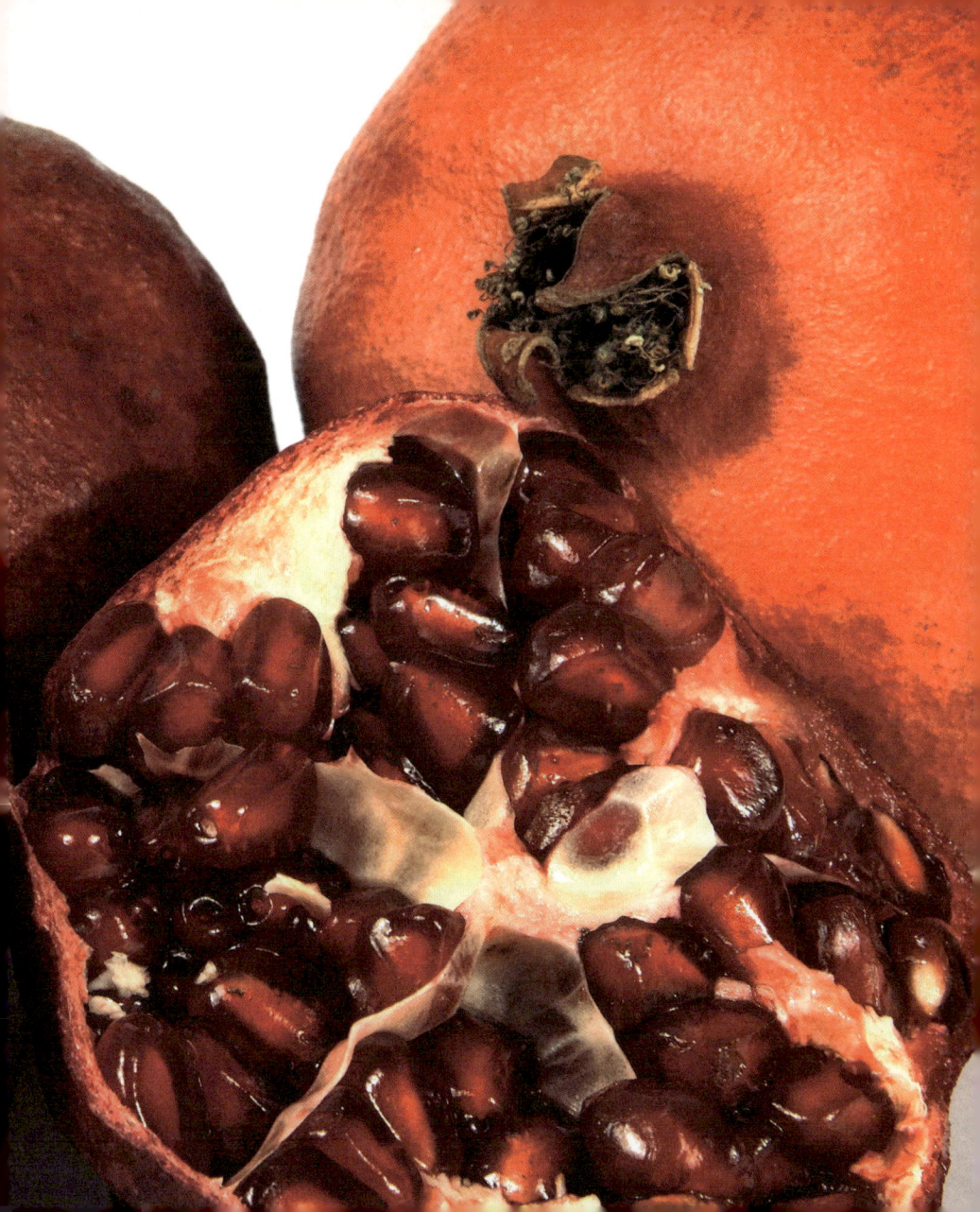

können dazu beitragen, dass das Gesamt- und das LDL-Cholesterin gesenkt wird. Außerdem wirken die Polyphenole als Radikalfänger (Antioxidantien) und inaktivieren schädliche freie Radikale, die für eine Oxidation der Blutfette verantwortlich gemacht werden. Die oxidierten Fette entwickeln sich zu sogenannten »Schaumzellen«, die wiederum an der Bildung der gefäßverengenden Plaques entscheidend mitbeteiligt sind. Insgesamt weisen die Polyphenole somit eine Reihe von Wirkungen auf, die zur Gesunderhaltung der Gefäße beitragen können, was letztlich zu dem Rat führt, polyphenolreiche Lebensmittel möglichst oft und reichlich zu verzehren.

Eine polyphenolreiche Kost senkt das Krebsrisiko

Nicht weniger interessant ist die Liste der Wirkeffekte, die Polyphenole im Bereich des Krebsschutzes aufweisen. Krebserkrankungen sind nach den Herz-Kreislauf-Erkrankungen die zweithäufigste Todesursache in unserem Land. Die *Weltgesundheitsorganisation (WHO)* geht davon aus, dass die Krebserkrankungen in den nächsten Jahrzehnten drastisch zunehmen und die Herz-Kreislauf-Erkrankungen als Haupttodesursache verdrängen werden. Zu den am häufigsten vorkommenden Krebsarten gehören, neben dem Darmkrebs, die hormonabhängigen Tumore, der Brustkrebs bei der Frau und der Prostatakrebs beim Mann.

Da die Ernährung mit einem Einfluss von etwa 40 Prozent maßgeblich an der Entstehung von Krebs mitbeteiligt ist, ist es sicherlich ratsam, die tägliche Speisekarte unter dem Aspekt der gesunden Lebensmittel einmal näher zu betrachten. Zu den »hitverdächtigen« Nahrungsmitteln in Sachen »Krebsschutz« zählen zweifelsohne polyphenolreiche Gemüse- und Obstsorten, allen voran Beerenfrüchte, Grüntee, Zwiebeln, Kohlarten und Soja. Wer beispielsweise täglich mehrere Tassen (richtig zubereiteten) Grüntee trinkt, reduziert sein Krebsrisiko beträchtlich. Insgesamt haben verschiedene Studien eine deutliche Beziehung zwischen dem Verzehr polyphenolhaltiger Lebensmittel und dem Risiko, an Krebs zu erkranken, gezeigt, wobei diese Beziehung für einige Krebsarten wie den Darm-, Bauchspeicheldrüsen-, Brust- und Prostatakrebs besonders stark ausgeprägt zu sein scheint.

Polyphenole – ein Bollwerk gegen Krebserkrankungen

Die Polyphenole können den mehrstufigen Prozess der Krebsentstehung in vielerlei Hinsicht bremsen und die Tumorbildung erschweren. Die Phenolsäuren (Ellag-, Chlorogensäure) haben eine entgiftende Wirkung und unterdrücken die Bildung krebserregender Stoffe im Körper, wie z. B. die Entstehung der schädlichen Nitrosamine. Dabei sind diese Polyphenole wirksamer als Vitamin C, welches die Freisetzung der krebserregenden Nitrosamine ebenfalls blockiert. Die genannten Phenolsäuren, vor allem die Ellagsäure, reagieren auch direkt mit anderen Giften wie bestimmten aromatischen Kohlenwasserstoffen (Zigarettenrauch, Umweltgifte), die als besonders krebserregend gelten und das Erbgut stark schädigen können. Zudem schützen die Polyphenole die Zellen und das Erbgut vor Schäden durch freie Radikale. Des Weiteren sorgen die bioaktiven Powerstoffe dafür, dass »wild gewordene«, sogenannte »entartete« Zellen absterben, bevor sie sich vermehren und weiteren Wildwuchs betreiben können.

Und schließlich mobilisieren die Polyphenole auch die körpereigene Abwehr und sorgen dafür, dass die Immunzellen wachsamer und aktiver sind. Zudem wirken die Polyphenole aber auch Infektionen entgegen, die durch Bakterien und Viren hervorgerufen werden. Damit entlasten sie nicht nur das Immunsystem, sondern mindern auch das Krebsrisiko, denn etwa 20 Prozent aller Krebserkrankungen werden auf eine Infektion mit Viren (z. B. Papillomaviren, Epstein-Barr-Virus) zurückgeführt.

Im Tierversuch erwiesen sich die bioaktiven Powerstoffe als Schutzfaktoren vor Magen-, Lungen-, Darm-, Brust- und Hautkrebs. Besonders interessant sind die jetzt vorliegenden, vermehrten Hinweise auf eine Senkung des Darmkrebsrisikos durch die Flavonoide. Diese Beobachtungen werden derzeit in einer Reihe wissenschaftlicher Untersuchungen weiterverfolgt.

Polyphenole lassen Krebszellen verhungern

Damit aus Krebszellen – die im Übrigen täglich in unserem Körper entstehen, ohne dass sich daraus ein Krebs entwickelt – ein handfester Tumor werden kann, muss die Ernährung der Krebszellen sichergestellt werden. Das versuchen diese zerstörerischen Zellen, indem sie mithilfe von Enzymen »Löcher« in das umliegende Gewebe schlagen und ein feines Netz aus Blutgefäßen aufbauen. Ziel ist es, den Anschluss an das Blutgefäßsystem zu schaffen, um über dieses an den für das Wachstum notwendigen Sauerstoff und die Nährstoffe heranzukommen. Diesen Vorgang nennt man »Tumor-Angiogenese« (griech. »angio« = Gefäß, »genese« = Bildung).

Wird dieser Prozess unterbunden, kann ein Tumor, wie inzwischen bewiesen worden ist, nicht über eine Größe von einem Kubikmillimeter hinauswachsen. Mit dieser Größe gelingt es den Tumorzellen nicht, umliegendes Gewebe weiter in Mitleidenschaft zu ziehen und damit eine Tumorerkrankung auszulösen. Daher sind Substanzen, die diese Angiogenese unterbinden können, von größtem medizinischen Interesse. Auch das ist den Polyphenolen nachgewiesen worden: Sie haben eine antiangiogenetische Wirksamkeit, das heißt, sie erschweren es den Krebszellen, ihr Blutgefäßnetz zu spinnen, um an die großen Blutgefäße zu kommen. Diese Schutzwirkung ist beispielsweise von Polyphenolen wie der Ellagsäure, den Anthocyanen und den Proanthocyanidinen bekannt. Diese Schutzstoffe führen letztlich dazu, dass entstehende Tumorzellen keine Nahrung finden und dadurch zugrunde gehen.

Der Granatapfel – eine wahre Polyphenol-Granate

Der Granatapfel ist hinsichtlich seiner Inhaltsstoffe eine echte Powerfrucht mit einer breiten Vielfalt an gesundheitsfördernden Inhaltsstoffen. Vor allem aber ist die Frucht reich an Polyphenolen, die in der Frucht und in der Schale zu finden sind. Im Saft des Granatapfels können etwa 20 verschiedene Polyphenole nachgewiesen werden. Sowohl Phenolsäuren, wie die bereits erwähnte Ellagsäure und die Chlorogensäure, als auch Flavonoide, wie die Ellagtannine, die Anthocyane oder das Quercetin, sind in der Frucht vorhanden. Zu den wichtigsten Tanninen zählt die Substanz Punicalagin, die für die Zellschutzwirkung des Granatapfels von entscheidender Bedeutung ist.

Interessant ist auch, dass der Granatapfel, ebenso wie der Grüntee, eine Quelle für die krebsschützenden Polyphenole Epigallocatechin und Epigallocatechingallat darstellt. Dem Granatapfel ist insgesamt durch seine breite Strukturvielfalt hinsichtlich der hier vorkommenden Polyphenole eine besondere Beachtung im Reich der polyphenolhaltigen Nahrungsmittel zu schenken.

Im Granatapfel vorkommende Polyphenole

POLYPHENOLE

Phenolsäuren

- Ellagsäure
- Gallussäure
- Kaffeesäure
- Chlorogensäure

Flavonoide

- Ellagtannine (Punicalagin)
- Anthocyane
- Proanthocyanidine
- Epigallocatechin- und -gallat
- Katechine
- Quercetin
- Rutin
- Kämpferol

Oxidativer Stress als Krankheits- und Alterungsursache

Der Begriff ist nun schon mehrfach im Text gefallen – »freie Radikale«. Darunter versteht man aggressive, zellschädigende winzige Teilchen, die im Körper bei verschiedenen Stoffwechselprozessen (u. a. auch beim Sport) freigesetzt werden, aber auch durch Umwelteinflüsse (Luftschadstoffe, UV-Strahlung, Ozon, Rauchen, Medikamente) vermehrt im Organismus entstehen.

Entstehung von freien Radikalen (eine Auswahl):

- Alkoholkonsum
- Entzündungen
- Flugzeugreisen
- Medikamenteneinnahme
- Pestizide
- Rauchen
- Röntgenstrahlung
- Solariumbesuche
- UV-Strahlung
- Sport
- Stress
- Umweltgifte

Freie Radikale schädigen bevorzugt die Biomoleküle der Zelle, allen voran die empfindlichen Fettsäuren und Eiweißstoffe. Da diese Zellbausteine durch freie Radikale oxidiert werden (vergleichbar etwa mit dem Rostvorgang von Eisen), spricht man bei einer übermäßigen Belastung des Körpers mit den aggressiven Winzlingen auch vom »oxidativen Stress«. Dieser ist mitbeteiligt an der Entstehung vieler chronisch-degenerativer Erkrankungen wie beispielsweise dem Herzinfarkt, dem Schlaganfall, Augenkrankheiten wie dem grauen Star, Gelenkerkrankungen, Rheuma, Nervenkrankheiten und Krebserkrankungen.

Freie Radikale schädigen zudem die Haut und das Bindegewebe und machen vorzeitig alt. Sie sind maßgeblich am Alterungsprozess der Haut beteiligt und treiben ihr böses Spiel auch bei exzessiven Sonnenbädern. Ein sichtbares Zeichen für eine übermäßige Belastung mit freien Radikalen sind die sogenannten »Altersflecken«, die bevorzugt auf der Haut älterer Menschen anzutreffen sind. Ein Übermaß an freien Radikalen sollte, aufgrund ihres hohen Potenzials, Schaden anzurichten, vermieden werden. Hier sind Radikalfänger (Antioxidantien) von Bedeutung, die den freien Radikalen Einhalt gebieten und Folgeschäden von der Zelle abwenden können.

Krankheiten und Vorgänge, die man mit den freien Radikalen in Verbindung bringt

- Alterungsprozesse
- Augenkrankheiten (z. B. grauer Star)
- Diabetes mellitus (Spätschäden)
- Gelenkerkrankungen
- Hautschäden
- Herz-Kreislauf-Erkrankungen
- Krebs
- Muskelschäden (z. B. beim Sport)
- Nervenkrankheiten (z. B. Alzheimerkrankheit)

*Auch bei der Vorbeugung unterstützt der
Granatapfel wirkungsvoll.*

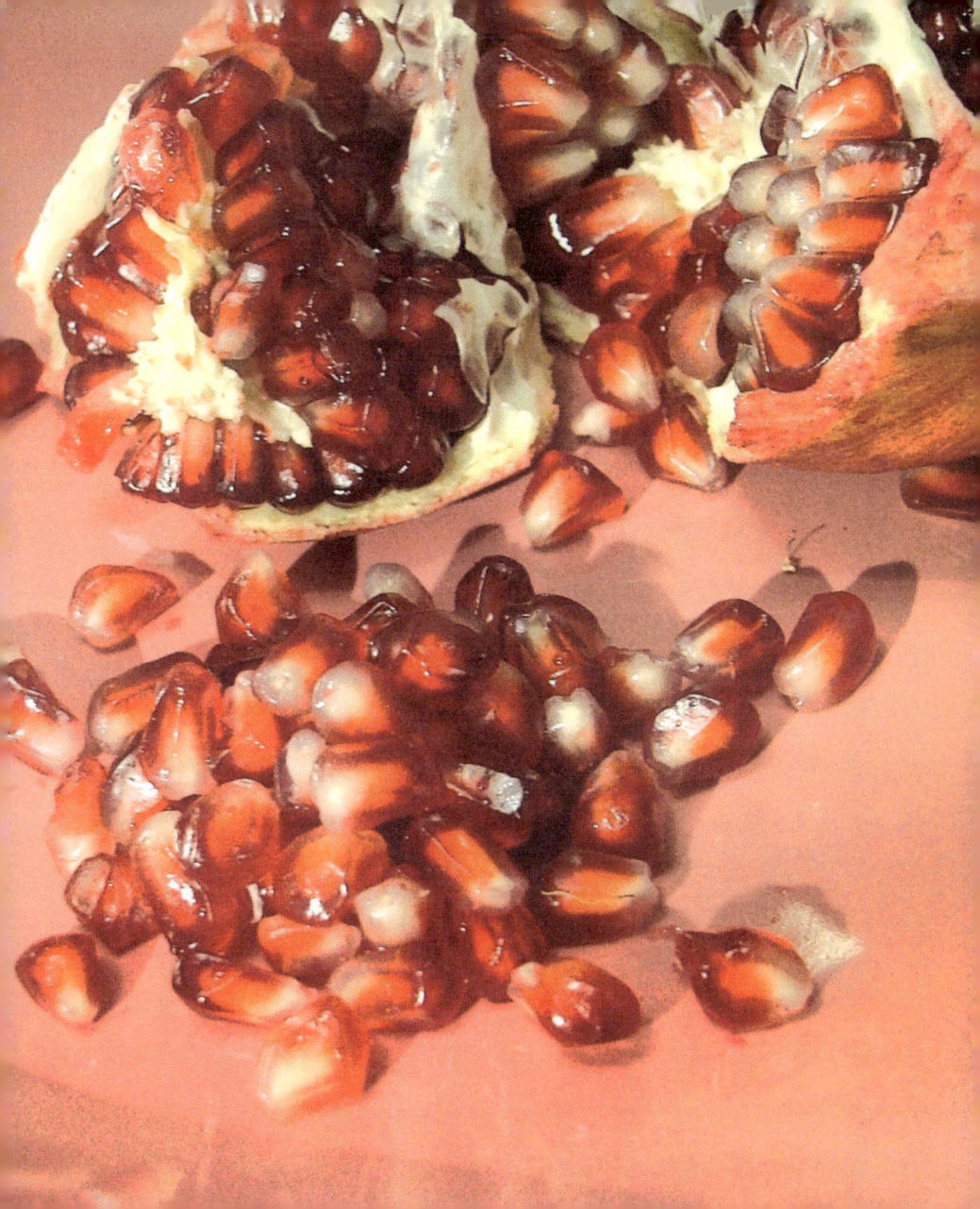

Der Granatapfel zeigt freien Radikalen die »Rote Karte«

Antioxidantien werden auch als »Rostschutzmittel« bezeichnet, da sie in der Lage sind, die durch die freien Radikale hervorgerufenen Oxidationen zu vermindern. Sie spüren freie Radikale in den Zellen und Geweben auf und fangen die schädlichen Winzlinge ab. Zu den bekanntesten Antioxidantien zählen die Vitamine C und E oder auch die Carotionoide, die bevorzugt in pflanzlichen Lebensmitteln vorkommen (in pflanzlichen Ölen Vitamin E). Auch die in Rotwein und Grüntee vorkommenden Polyphenole weisen eine starke Radikal-inaktivierende Wirkung auf. Getoppt wird die Effizienz dieser Antioxidantien allerdings vom Granatapfel und seinen Polyphenolen. Der Gesamtpolyphenolgehalt des Granatapfelsaftes ist weitaus höher als in anderen Fruchtsäften wie Orangen-, Apfel- oder Traubensaft und damit auch seine antioxidative Fähigkeit. So wirkt der Granatapfelsaft dreimal so gut gegen freie Radikale wie Rotwein oder Grüntee und ist sogar 30-mal (!) so effizient wie die Antioxidantien, die in der Tomate vorkommen. Für diese hohe antioxidative Kapazität werden die vielen verschiedenen Polyphenole des Granatapfels verantwortlich gemacht, vor allem die dort vorkommenden wasserlöslichen Gerbstoffe (Tannine, allen voran das Punicalagin) machen etwa 90 Prozent der antioxidativen Gesamtwirksamkeit aus.

Krankheiten und Symptome,
die sich mit Granatapfel
positiv beeinflussen lassen

Krankheiten und Symptome, die sich mit Granatapfel positiv beeinflussen lassen

Im Folgenden finden Sie Hinweise, wie Sie Granatapfel und Granatapfelprodukte konkret bei bestimmten Erkrankungen einsetzen können, um die Selbstheilungskräfte Ihres Körpers zu unterstützen. Sollten Sie Medikamente nehmen, beachten Sie bitte folgende Regel:

> *Nehmen Sie Ihre Medikamente nicht unmittelbar zusammen mit Granatapfelsaft oder sonstigen Granatapfelprodukten ein, sondern halten Sie, um eventuelle Wechselwirkungen zu vermeiden, zwischen den beiden Einnahmen einen Zeitabstand von 2–3 Stunden ein.*

Antiaging

Der Alterungsprozess wird einerseits durch die Erbanlagen, andererseits aber – vermutlich in weit größerem Umfang – durch äußere Faktoren beeinflusst. Umweltgifte, Genussmittel, Rauchen, UV-Strahlung und Stress sind »Proaging«-Faktoren, die uns vorzeitig alt werden lassen. Von besonderer Bedeutung sind schädliche freie Radikale, die jeden Tag im Zuge des körpereigenen Stoffwechsels entstehen, aber – wie oben bereits angemerkt – auch durch Umwelteinflüsse im Körper freigesetzt werden. Diese aggressiven Teilchen lassen uns nicht nur über ihren schädlichen Einfluss

Krankheiten und Symptome,
die sich mit Granatapfel
positiv beeinflussen lassen

auf die Haut »alt aussehen«, sondern sind auch an der Entstehung altersbedingter Erkrankungen (z. B. Herz-Kreislauf-Erkrankungen, Krebs, Nerven-, Augenkrankheiten, Gelenkerkrankungen) mitbeteiligt.

Wie der Granatapfel hilft

Der Granatapfel und sein Saft sind – wie im Kapitel über die Inhaltsstoffe des Granatapfels aufgezeigt – reich an wertvollen Radikalfängern (= Antioxidantien). Diese inaktivieren die schädlichen freien Radikale und schützen die Zellen und das Gewebe vor den Folgeschäden durch diese aggressiven Teilchen. Davon profitieren letztendlich besonders die Gefäße, das Nervensystem und die Haut. Die Frucht und der daraus hergestellte Saft verbessern die Zellerneuerung und beugen der Zellalterung vor.

Außerdem aktivieren die Granatapfel-Polyphenole anscheinend bestimmte Eiweißstoffe (Sirtuine), die den Zellstoffwechsel verlangsamen und damit die Lebenszeit der Zellen verlängern können. Die Aktivierung dieser Sirtuine hat aber noch einen weiteren Vorteil: Fehler und Schäden, die im Zuge des Alterungsprozesses am Ergut der Zellen entstehen, können nun durch die Reparaturenzyme besser erkannt und behoben werden.

Die Inhaltsstoffe des Granatapfels drosseln weiterhin die zerstörerische Wut von Enzymen (Metallomatrix-Proteinasen), die z. B. am Abbau von Kollagen in Gelenken, Gefäßen und der Haut beteiligt sind. Auch dadurch sind »Antiaging-Effekte« von dieser »paradiesischen Frucht« zu erwarten.

Und schließlich können die Inhaltsstoffe des Granatapfels, vor allem die in den Samenkernen vorhandenen Fettsäuren, der Haut wertvolle Diens-

Krankheiten und Symptome,
die sich mit Granatapfel
positiv beeinflussen lassen

te erweisen. Sie sorgen für mehr Feuchtigkeit und tragen dazu bei, dass die Elastizität und die Spannkraft der Haut erhalten bleibt.

Was Sie tun können

Achten Sie auf eine antioxidantienreiche Nahrung. Trinken Sie zum Frühstück täglich ein Glas Granatapfelsaft oder greifen Sie auf Granatapfel als Nahrungsergänzungsmittel zurück, welches gleichzeitig weitere Antioxidantien wie Lycopin aus der Tomate und Selen enthält. Damit stählen Sie ihr körpereigenes inneres »Schutzschild« vor dem Angriff durch freie Radikale und ihrer Zerstörungswut. Wählen Sie für Ihre Haut eine Naturkosmetik auf der Basis des Granatapfels und schützen Sie damit Ihre Haut auch von außen vor den altersbegünstigenden Einflüssen.

Atherosklerose

Die Atherosklerose ist eine entzündungsbedingte Erkrankung der Blutgefäße, die letztlich zum Herzinfarkt und zum Schlaganfall führen kann. Durch (altersbedingte) Umbauprozesse kann es in den betroffenen Gefäßen zu Wandverdickungen und einer Verengung mit Einschränkungen des Blutflusses kommen. In der Vergangenheit hat man ausschließlich Risikofaktoren wie Bluthochdruck, einen gestörten Fettstoffwechsel, Übergewicht, Diabetes mellitus und Rauchen für diese Umbauprozesse der Gefäße verantwortlich gemacht. Inzwischen gibt es einige Hinweise auf weitere schädliche Einflussgrößen, wie chronische entzündliche Prozesse (niedriggradige Entzündungen) und die bereits erwähnten aggressiven freien Radikale. Diese treiben in den Blutgefäßen ihr Unwesen und las-

*Krankheiten und Symptome,
die sich mit Granatapfel
positiv beeinflussen lassen*

sen die Blutfette ranzig werden (»oxidieren«). Dieses »oxidierte« Cholesterin ist an der Gefäßschädigung maßgeblich beteiligt.

Wie der Granatapfel hilft

Die im Granatapfel enthaltenen Polyphenole üben eine Reihe positiver Wirkungen aus, die (siehe S. 34) zur Gesunderhaltung der Gefäße beitragen können. Sie stärken das Herz-Kreislauf-System, wirken entzündungshemmend und halten die schädlichen freien Radikale »in Schach«. In einer Humanstudie konnte gezeigt werden, dass der tägliche Konsum von 50 ml Granatapfelsaftkonzentrat die Oxidation des Cholesterins bereits innerhalb von zwei Wochen um etwa 20 Prozent mindern konnte. Weiterhin haben wissenschaftliche Untersuchungen gezeigt, dass Granatapfelzubereitungen die Durchblutung des Herzmuskels verbessern und das Herz vor stressinduzierten Gefahren schützen können.

In einer Studie mit 45 schwer herzkranken Personen verbesserte sich die Durchblutung des Herzmuskels durch den täglichen Konsum von einem Glas Granatapfelsaft (aus Konzentrat) für die Dauer von drei Monaten um 17 Prozent, während sie sich in der Kontrollgruppe im gleichen Zeitraum um 18 Prozent verschlechterte! Auch die Anzahl von Angina-pectoris-Anfällen (»Brustenge«) ließ sich in einer anderen Studie durch Granatapfelsaft deutlich (um 50 Prozent) senken.

Auch der Verklumpung der Blutplättchen wird entgegengewirkt. Bei Personen mit einer Verengung der Halsschlagader zeigte sich in einer Studie, dass nach dem Konsum von täglich 50 ml Granatapfelsaft (zusätzlich zu den Medikamenten) nach einem Jahr die Verengung um 30 Prozent zurückgegangen war! Dagegen nahm diese in der Vergleichsgruppe, welche

*Krankheiten und Symptome,
die sich mit Granatapfel
positiv beeinflussen lassen*

Mögliche Wirkungen des Granatapfels, die zur Gesunderhaltung der Gefäße beitragen können

- Antioxidative Wirkung
  Hemmung der Oxidation des Cholesterins und anderer Fette
- Blutdrucksenkende Wirkung
- Cholesterinsenkende Wirkung
  Gesamt- und LDL-Cholesterin
- Entzündungshemmende Wirkung
- Förderung der Durchblutung
- Hemmung der Blutverklumpung
- Verbesserung der Wirkung des Stickstoffmonoxids

die üblichen Medikamente, aber keinen Granatapfelsaft bekam, sogar um neun Prozent zu.

Ebenso dürfte für die allgemein gefäßschützende Wirkung des Granatapfelsaftes der günstige Einfluss auf den erhöhten Blutdruck von Bedeutung sein.

Ein weiterer bemerkenswerter Effekt des Granatapfels betrifft die Bereitstellung, Erhaltung und Aktivität von Stickstoffmonoxid (NO). Dieser Botenstoff ist maßgeblich an der Weitstellung unserer Gefäße und der Durchblutung beteiligt. Vom Nobelpreisträger Louis Ignarro, der als Entdecker dieses wichtigen, gefäßerweiternden Signalstoffs bekannt ist,

Krankheiten und Symptome,
die sich mit Granatapfel
positiv beeinflussen lassen

wurde kürzlich in einer wissenschaftlichen Zeitschrift veröffentlicht, dass der Granatapfelsaft die biologische Wirksamkeit des in den Gefäßen gebildeten Stickoxids deutlich verbessert. Damit können die Blutgefäße insgesamt in vielerlei Hinsicht vom Granatapfelsaft profitieren.

Was Sie tun können
Überprüfen Sie Ihre Ernährung. Bevorzugen Sie eine vitalstoffreiche Kost (viel Obst und Gemüse) und meiden Sie die versteckten, ungesunden Fette (z. B. in Wurst, Soßen, Fertiggerichten). Beginnen Sie den Tag mit dem Granatapfel-Powerdrink (Rezept S. 100) und achten Sie auf regelmäßige Bewegung: Laufen, Nordic Walking, Schwimmen oder Fahrradfahren sind empfehlenswert.

Bakterielle Infektionen

Bei bakteriell bedingten Infektionen wie z. B. Nasen- und Racheninfekten sind – vor allem bei Kindern – häufig Antibiotika im Einsatz. Diese wurden in den vergangenen Jahrzehnten leider oft allzu schnell verordnet, was zur Folge hat, dass sich die Krankheitserreger auf die Wirkstoffe einstellen und zunehmend unangreifbar (resistent) werden konnten. Auch der Einsatz von Antibiotika in der Tiermast und unser Konsum von Fleisch, das aus diesen Betrieben kommt, trägt zur Belastung mit Antibiotika bei. So hat man inzwischen schneller resistente Bakterienstämme gegen antibiotisch wirksame Substanzen (das heißt Bakterien, die mit Antibiotika nicht abzutöten sind), als man neue Antibiotika entwickeln kann. Besonders deutlich wird diese Problematik in den Kranken-

*Krankheiten und Symptome,
die sich mit Granatapfel
positiv beeinflussen lassen*

häusern, wo man bei schwerkranken Menschen inzwischen häufiger vor der Problematik der resistenten Krankenhauskeime steht.

Wie der Granatapfel hilft

Granatapfelsaft und die Schalenextrakte des Granatapfels hemmen das Wachstum und die Ausbreitung von diversen Bakterien und Viren. Der Granatapfelfruchtextrakt zeigte eine starke (> 80 Prozent) wachstumshemmende Wirkung von Keimen, die an der Bildung von Zahnplaque beteiligt sind. Auch gegen den Eitererreger (Staphylococcus aureus) oder gegen Hefepilze der Gattung Candida zeigten die Früchte und Fruchtextrakte einen Hemmeffekt. Granatapfelsaft und -fruchtextrakt wirken zudem der Freisetzung bakterieller Gifte entgegen und können die Wirksamkeit bestimmter Antibiotika (z. B. Tetracyclin, Chloramphenicol) steigern. Die Schalenextrakte wurden in der Volksmedizin schon vor Jahrtausenden als wirksames Mittel gegen Parasiten (Bandwürmer) eingesetzt. Sie bremsen auch die Verbreitung von Grippeviren.

Was Sie tun können

Wenn Ihnen der Arzt ein Antibiotikum verordnet hat, dann brechen Sie die Einnahme nicht vorzeitig ab, sondern führen Sie die Therapie unbedingt bis zum Ende durch. Unterstützen Sie die körpereigene Abwehr mit den kräftigenden Wirkstoffen des Granatapfels. Nehmen Sie täglich 1–2 Teelöffel Granatapfelmuttersaft (Reformhaus) zu sich. Der darin enthaltene Polyphenolgehalt von etwa zwei Prozent wirkt der Ausbreitung von Bakterien entgegen (ersetzt allerdings nicht die Anwendung eines vom Arzt verordneten Antibiotikums!)

Krankheiten und Symptome,
die sich mit Granatapfel
positiv beeinflussen lassen

Bluthochdruck

Ein langfristig erhöhter Blutdruck ist ein Risikofaktor für die Blutgefäße und kann schließlich einen Schlaganfall, einen Herzinfarkt oder eine Herzleistungsschwäche zur Folge haben. Auch die Nieren oder die Augen können geschädigt werden. In den wenigsten Fällen (nur etwa zu fünf Prozent) kann man eine Ursache für den erhöhten Blutdruck ausfindig machen. Faktoren wie Alter, Übergewicht, Rauchen, Stress und Erkrankungen wie Diabetes mellitus oder Fettstoffwechselstörungen können zum Bluthochdruck beitragen.

Wie der Granatapfel hilft
Der Granatapfel und seine Inhaltsstoffe verbessern die Bereitstellung von gefäßerweiternden Stoffen und wirken dabei bis zu 1000-mal besser als ein Trauben- oder Heidelbeersaft. So können die Frucht und ihre Inhaltsstoffe zur Normalisierung eines erhöhten Blutdrucks beitragen. Der Konsum von Granatapfelsaft hat in einer Studie mit betroffenen Personen ein interessantes Ergebnis gebracht: Innerhalb eines Jahres sank der (obere) Blutdruckwert im Schnitt um etwa 20 Prozent. Der positive Effekt konnte auf eine Senkung der Aktivität des »Angiotensin Converting Enzyms« (ACE) zurückgeführt werden. Die Wirkung entspricht damit – vom Grundansatz her – dem Mechanismus bestimmter blutdrucksenkender Mittel (den sogenannten ACE-Hemmern).

Was Sie tun können
Lassen Sie in regelmäßigen Abständen beim Arzt Ihren Blutdruck über-

Mit Normalgewicht beugen Sie vielen Krankheiten vor.

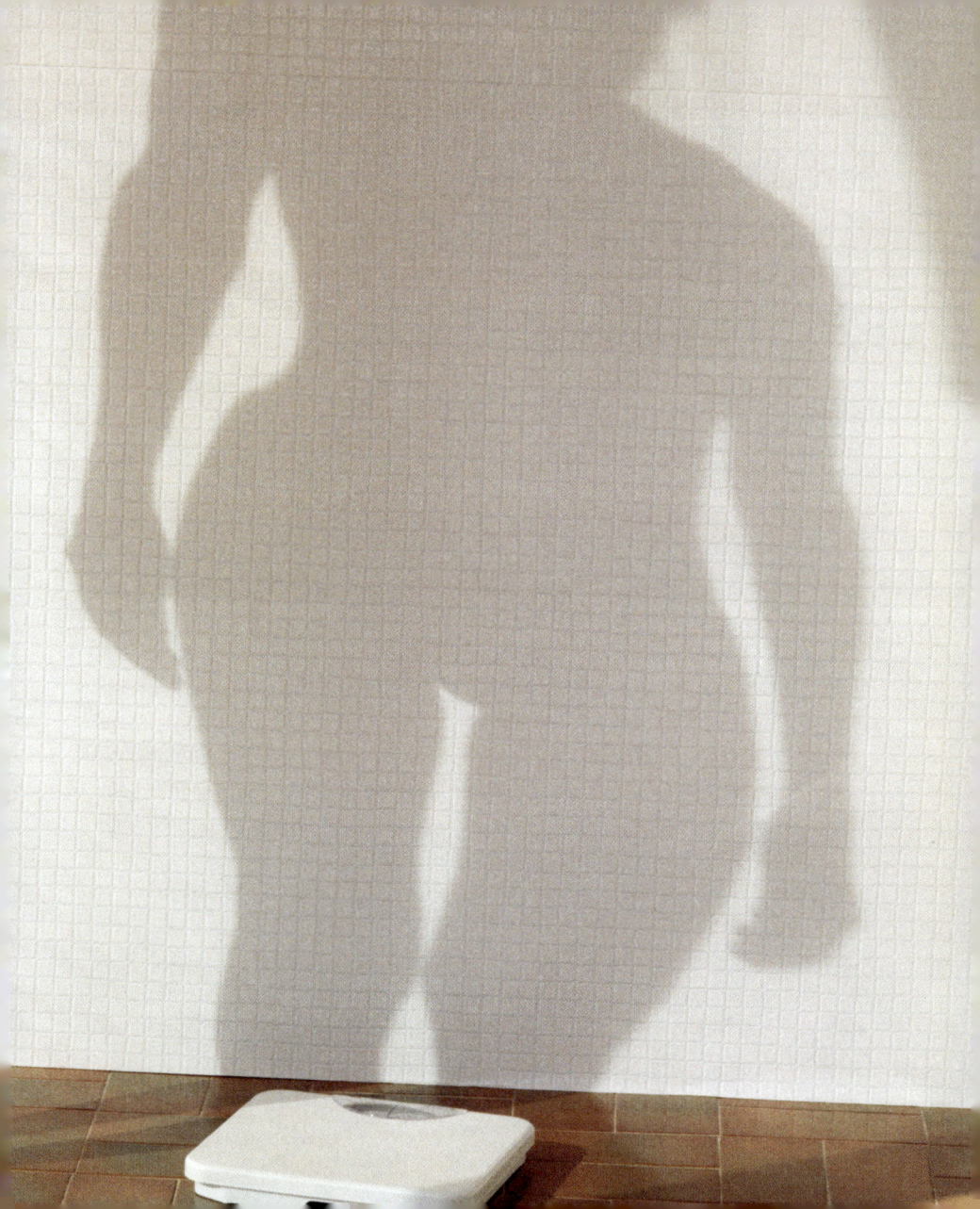

Krankheiten und Symptome,
die sich mit Granatapfel
positiv beeinflussen lassen

prüfen. Sollte Ihnen Ihr Therapeut ein blutdrucksenkendes Mittel verordnet haben, so setzen Sie dieses nicht eigenmächtig ab. Achten Sie auf ausreichende Bewegung und eine vitalstoffreiche Ernährung. Ergänzen Sie Ihre tägliche Kost mit einem Glas wohlschmeckenden Granatapfelsaft oder einem Esslöffel Granatapfel-Elixier.

Achtung: Nehmen Sie Ihre Medikamente nicht unmittelbar zusammen mit Granatapfelsaft oder sonstigen Granatapfelprodukten ein, sondern halten Sie (um eventuelle Wechselwirkungen zu vermeiden) zwischen den beiden Einnahmen einen Zeitraum von 2-3 Stunden ein.

Diabetes mellitus

Die Zuckerkrankheit (Diabetes mellitus) ist durch anhaltend hohe Blutzuckerwerte gekennzeichnet, die durch eine nicht ausreichende Insulinproduktion oder fehlende Wirksamkeit des Insulins verursacht werden. Infolgedessen kann der Zucker nicht mehr in ausreichendem Maß in die Zellen transportiert werden. Er verbleibt zunehmend im Blut und wird dann vermehrt mit dem Urin ausgeschieden. Im Zuge des veränderten Stoffwechsels kommt es auch zur »Verzuckerung« der Bluteiweiße. Das wiederum trägt maßgeblich zu den gefürchteten Spätkomplikationen an den Gefäßen bei. Dazu gehört auch das Erblinden: Pro Jahr verlieren 7000 Diabetiker ihr Augenlicht. Diabetes mellitus ist die häufigste Ursache für Neuerblindungen.

Diabetiker haben aber auch ein deutlich erhöhtes Risiko für Herz-Kreislauf-Erkrankungen: Vier von fünf Betroffenen sterben an einem Herzinfarkt oder Schlaganfall. Diabetes ist die Hauptursache für eine Nierener-

Krankheiten und Symptome,
die sich mit Granatapfel
positiv beeinflussen lassen

satztherapie: Die Anzahl dialysepflichtiger Diabetiker in Deutschland erhöht sich jährlich um 9000 Personen. Auch die Nerven können durch die Zuckerkrankheit zunehmend geschädigt werden, was sich beispielsweise in schmerzhaften Zuständen an Armen und Beinen äußern kann.

Die Anzahl der Diabetiker nimmt in unserer Bevölkerung drastisch zu – in den nächsten zehn Jahren rechnet man mit einer Zunahme um weitere 50 Prozent. Die Ursachen dafür sind u. a. Übergewicht, Bewegungsmangel und falsche Ernährung.

Wie der Granatapfel hilft

Der Granatapfel ist in vielen alten Kulturen traditionell auch bei Diabetes mellitus angewendet worden. Im Granatapfelmark sind die Zuckermoleküle an die Polyphenole gebunden, was sicherlich auch erklärt, warum der Granatapfelsaft positive – und keine blutzuckererhöhenden – Wirkeffekte aufweist. Die in zahlreichen Studien nachgewiesenen positiven Effekte auf die Durchblutung, den Bluthochdruck oder auch auf den Fettstoffwechsel, sind daher wegen des bestehenden erhöhten Risikos für Herz-Kreislauf-Erkrankungen von besonderem Interesse. Ebenso scheinen die Granatapfel-Polyphenole der »Verzuckerung« der Bluteiweiße entgegenwirken zu können.

In einer Untersuchung mit 22 Diabetikern, die einen zu hohen Cholesterinspiegel und einen zu hohen Triglyzeridspiegel aufwiesen, führte der tägliche Konsum von 30 ml Granatapfelsaft-Konzentrat für die Dauer von acht Wochen zu einer deutlichen Senkung des Gesamtcholesterins und einer Verbesserung des LDL/HDL-Verhältnisses, wobei sich die Triglyzeridwerte nicht verändern ließen.

*Krankheiten und Symptome,
die sich mit Granatapfel
positiv beeinflussen lassen*

Aber auch auf den Zuckerstoffwechsel selbst zeigte der Granatapfel eine positive Wirkung: So konnte der Anstieg des Blutzuckerspiegels nach dem Essen durch Frucht- beziehungsweise Blütenextrakte (im Tierversuch) gedrosselt werden.

Was Sie tun können

Um einem Diabetes mellitus vorzubeugen, ist man gut beraten, auf sein Gewicht zu achten und Übergewicht zu vermeiden. Dazu können regelmäßige, sportliche Aktivitäten einen sehr guten Beitrag leisten. Inzwischen ist auch bekannt, dass gewichtsreduzierende Maßnahmen (Diät) unter der gleichzeitigen Anwendung von Sport deutlich effizienter sind als nur eine Ernährungsumstellung alleine.

Achten Sie in Ihrem täglichen Speiseplan auf eine vital- und ballaststoffreiche Kost. Ballaststoffe verbessern die Sättigung, fördern die Verdauung und wirken sich günstig auf den Zucker- und Fettstoffwechsel aus. Bringen Sie ein- bis zweimal pro Woche eine Fischmahlzeit (Kaltwasserfisch wie z. B. Lachs, Hering, Makrele) auf den Tisch und schränken Sie den Fleisch- und Wurstkonsum ein. Beziehen Sie den Granatapfelsaft in diese Maßnahmen mit ein und verzehren Sie – kurmäßig über einen Zeitraum von mehreren Wochen – täglich ein Glas von diesem Saft der paradiesischen Frucht. Empfehlenswert ist auch das Granatapfel-Elixier, welches u. a. die fermentierten Essenzen aus der Frucht und der Blüte enthält. Achten Sie bei der Auswahl des Granatapfelsaftes und Granatapfel-Elixiers darauf, dass er für Diabetiker geeignet ist.

Krankheiten und Symptome,
die sich mit Granatapfel
positiv beeinflussen lassen

Entzündungen

Entzündliche Prozesse stehen im Verdacht – als gemeinsame Schnittstelle – an der Entwicklung von Herz-Kreislauf-Erkrankungen, Krebs, Diabetes mellitus und Nervenkrankheiten maßgeblich beteiligt zu sein. So wurde inzwischen deutlich, dass z. B. die Atherosklerose (und ihre Folgeerkrankungen wie Herzinfarkt oder Schlaganfall) durch Entzündungen begünstigt wird.

Auch bei Krebs gibt es Hinweise auf eine Beteiligung durch Entzündungsvorgänge. Wer raucht, übergewichtig ist oder an einer chronischen, entzündlichen Erkrankung (wie einer Gelenk- oder Darmerkrankung) leidet, hat ein erhöhtes Entzündungsrisiko. Dieses wird auch begünstigt durch Zahnbettentzündungen (Parodontitis), die sich u. a. durch Zahnfleischbluten bemerkbar machen können. Auch Medikamente (wie die Hormonersatztherapie oder die Antibabypille) können das Entzündungspotenzial erhöhen und die damit assoziierten entzündungsbedingten Erkrankungen begünstigen.

Im Zuge von Entzündungsvorgängen werden im Körper vermehrt Botenstoffe bereitgestellt, die das »Entzündungsfeuer« stets weiter entfachen und damit für eine Chronifizierung entzündungsbedingter Vorgänge sorgen. Daher kommt Nahrungsmittelkomponenten, die Entzündungen entgegenwirken, für die Vorbeugung eine besondere Bedeutung zu. Interessante Wirkansätze zu natürlich vorkommenden, entzündungshemmenden Stoffen beziehen sich in diesem Zusammenhang auf die Drosselung der Freisetzung entzündungsfördernder Botenstoffe.

*Krankheiten und Symptome,
die sich mit Granatapfel
positiv beeinflussen lassen*

Wie der Granatapfel hilft

Zu den Lebensmittelinhaltsstoffen, die antientzündlich wirken, zählen auch die Antioxidantien – allen voran die Polyphenole. Polyphenolreichen Nahrungsmitteln kommt daher bei der Bekämpfung entzündlicher Prozesse ein hoher Stellenwert zu. Hier ist in erster Linie der Granatapfel zu nennen, dessen Polyphenolreichtum zur »Löschung des Entzündungsfeuers« beitragen kann.

Sowohl der Granatapfelsaft als auch fermentierte Saftessenzen und das Granatapfelsamenöl, weisen eine deutliche antientzündliche Wirkung auf. Diese ist durch eine Reihe von Studien belegt. Die Freisetzung entzündungsfördernder Botenstoffe wird nachweislich gemindert. So erklären sich zum Teil auch die positiven Wirkungen, die durch den Konsum von Granatapfelprodukten bei Gelenk- oder auch Zahnfleischentzündungen nachgewiesen werden konnten. Auch die schützenden Effekte, welche die Frucht hinsichtlich der Entstehung beziehungsweise dem Fortschreiten von Krebserkrankungen (z. B. Prostatakrebs) zeigt, werden mit der entzündungshemmenden Wirkung in Verbindung gebracht.

Was Sie tun können

Achten Sie auf das vollständige Ausheilen von Verletzungen (Sportverletzungen) und Entzündungen. Damit mindern Sie die Gefahr für schleichende chronisch-entzündliche Prozesse. Falls Sie zu den Rauchern gehören, kann ich Ihnen nur raten, sich dieses Laster abzugewöhnen, denn das bedeutet für Ihren Körper »Entzündungsstress« pur. Auch bei Übergewichtigen sind entzündliche Prozesse häufig, denn im Fettgewebe (vor allem im Bauchfett) werden die entzündungsfördernden Botenstoffe be-

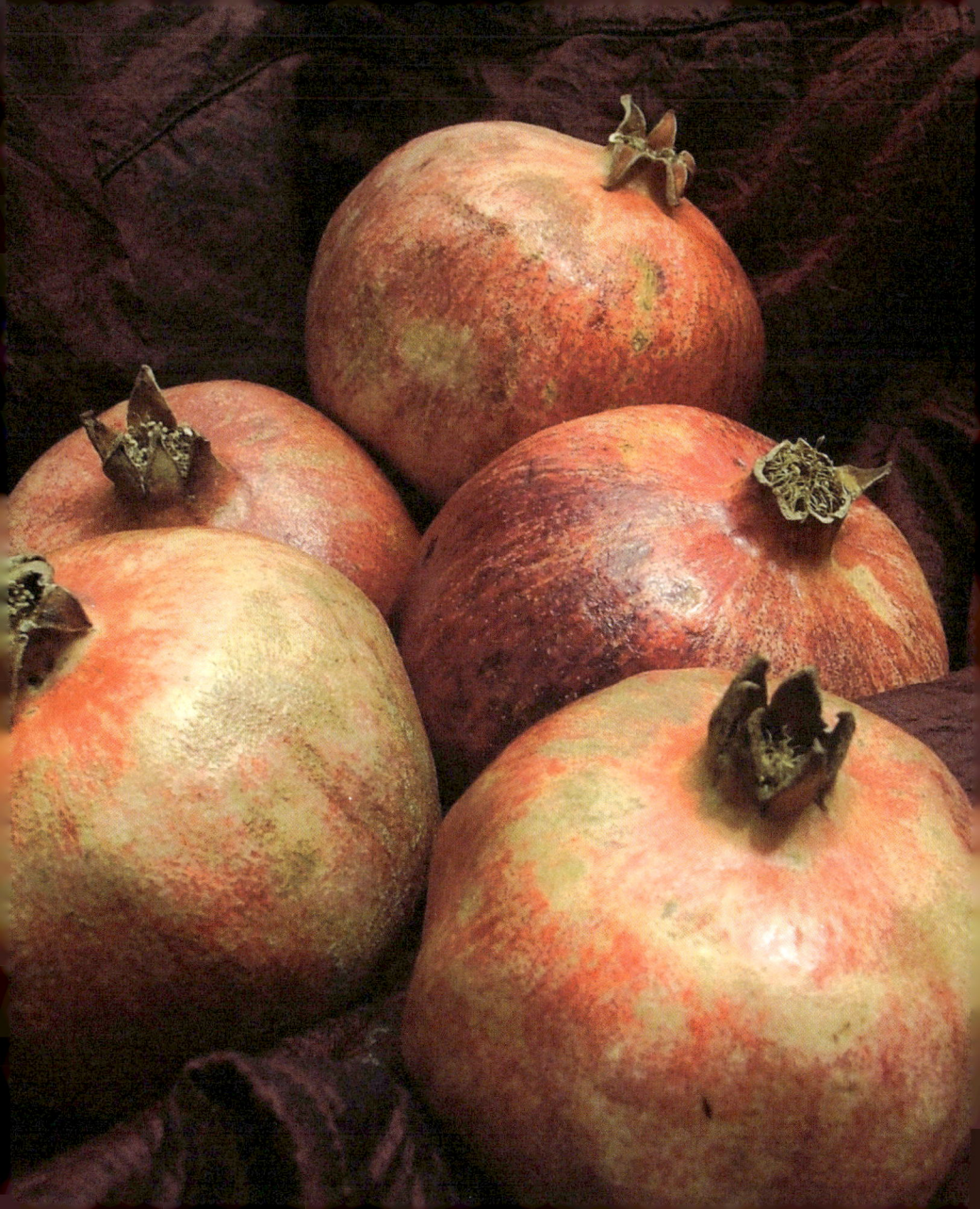

*Krankheiten und Symptome,
die sich mit Granatapfel
positiv beeinflussen lassen*

vorzugt gebildet. Versuchen Sie die überflüssigen Pfunde loszuwerden – Sie mindern damit Ihr Entzündungsrisiko und das der damit zusammenhängenden Krankheiten. Verzehren Sie häufiger Kaltwasserfisch (z. B. Hering, Lachs, Thunfisch, Makrele), denn die dort vorkommenden Omega-3-Fettsäuren wirken antientzündlich. Täglich ein Glas Granatapfelsaft oder 1–2 Teelöffel Granatapfelmuttersaft (Reformhaus) helfen zusätzlich, den Entzündungsstress zu mindern.

Fettstoffwechselstörungen

Zu den wichtigsten Nahrungsfetten zählen die Triglyzeride (Neutralfette) und das Cholesterin. Diese bilden auch die Hauptfraktion der Fette im Blut. Erhöhte Blutfettspiegel (besonders erhöhte Cholesterinwerte) werden als Risikofaktor für Gefäßerkrankungen eingestuft. Man unterscheidet »schlechtes« (LDL-) von »gutem« (HDL-) Cholesterin. Das LDL-Cholesterin transportiert das Cholesterin von der Leber zu den Körpergeweben und ist an der Bildung der gefäßschädigenden Plaques mitbeteiligt, während das HDL-Cholesterin überschüssiges Cholesterin in den Blutgefäßen aufnimmt, es zur Leber zurücktransportiert und die Gefahr der Cholesterinablagerungen damit reduziert. Daher ist neben der Erfassung des Gesamtcholesterins, der LDL- und HDL-Cholesterinwerte, auch das Verhältnis zwischen LDL- und HDL-Cholesterin von Interesse. Für den Anstieg der Blutfette können erbliche Einflüsse, Krankheiten (z. B. Schilddrüsenunterfunktion, Diabetes mellitus), Medikamente (z. B. die Antibabypille, Entwässerungstabletten), aber auch Lebensstilfaktoren wie Fehlernährung – zu viel Zucker, zu viel Fett, zu viel Alkohol – verantwortlich sein.

*Krankheiten und Symptome,
die sich mit Granatapfel
positiv beeinflussen lassen*

Wie der Granatapfel hilft

In einer Studie wirkte sich Granatapfel positiv auf den Cholesterinstoffwechsel aus. Bei Personen, die täglich Granatapfelsaft konsumierten, ergab die Messung der Cholesterinwerte nach etwa drei Monaten eine deutliche Senkung des »schlechten« LDL-Cholesterins und einen Anstieg des »guten« HDL-Cholesterins um 20 Prozent. Auch hinsichtlich der oxidativen Schädigung des Cholesterins zeigt der Granatapfelsaft eine gute Wirkung. Bereits nach einer Woche täglichem Genuss des wohlschmeckenden Saftes (50 ml) konnte die Oxidation der Blutfettwerte um etwa 20 Prozent gedrosselt werden. Wird der Saft langfristig täglich getrunken, so kann der Anteil des gefäßschädigenden oxidierten Cholesterins um 90 Prozent (!) gesenkt werden.

Was Sie tun können

Achten Sie vor allem auf die versteckten Fette (z. B. in Soßen, Mayonnaise, Pizza etc.). Bevorzugen Sie eine vitalstoffreiche, fettarme Kost (Magermilchprodukte, fettarmes Fleisch und magere Wurst). Verzichten Sie auf zuckergesüßte Getränke und schränken Sie den Konsum von Weißmehlprodukten (Kuchen, Süßspeisen etc.) ein. Beginnen Sie den Tag mit einem Glas Granatapfel-Powerdrink (Rezept S. 100).

Gelenkbeschwerden

Man unterscheidet bei den Gelenkerkrankungen grundsätzlich solche, die auf Abnutzungserscheinungen des betroffenen Gelenkes (Arthrose), und solche, die auf entzündungsbedingte Prozesse (Arthritis oder chro-

*Krankheiten und Symptome,
die sich mit Granatapfel
positiv beeinflussen lassen*

nische Polyarthritis) zurückzuführen sind. Jedoch können auch beim Knorpelverschleiß, welcher seine Ursache im Rückgang der knochenschützenden Knorpelschicht hat, Entzündungen beteiligt sein. Erkrankungen der Muskeln, Sehnen, Bänder, Sehnenscheiden oder der Schleimbeutel werden unter dem Begriff Weichteilrheumatismus zusammengefasst. Allen genannten Gelenkerkrankungen gemeinsam ist der Schmerz und gegebenenfalls auch die Bewegungseinschränkung. Als Ursachen für Gelenkbeschwerden kommen u. a. fehlgeleitete Reaktionen des Immunsystems, Sportverletzungen, Gelenkfehlstellungen, bakterielle Infektionen, Übergewicht und Stoffwechselkrankheiten (z. B. Gicht) in Frage.

Auch die schädlichen freien Radikale »nagen« an den Gelenken. Sie entstehen im Körper im Zuge der allgemeinen Stoffwechselprozesse und werden vor allem bei bestehenden Entzündungen im Gelenk vermehrt freigesetzt. Dort schädigen sie den Knorpel und begünstigen das Voranschreiten von bestehenden Gelenkerkrankungen.

Zu den gesundheitlichen Problemen, die das Skelett und die Beweglichkeit betreffen können, zählt auch der Knochenschwund (Osteoporose), der sich mit zunehmendem Alter bevorzugt bei Frauen (aber auch bei Männern) einstellen kann. Zu den Risikofaktoren, die eine Osteoporose begünstigen, zählen, neben erblichen Faktoren, z. B. ein graziler Körperbau, ein Mangel an Kalzium und Vitamin D, zu wenig Bewegung, das frühe Einsetzen der Wechseljahre, übermäßiger Alkoholkonsum und die langfristige Einnahme von Medikamenten (z. B. Cortisonpräparaten).

Krankheiten und Symptome,
die sich mit Granatapfel
positiv beeinflussen lassen

Wie der Granatapfel hilft

Der Granatapfel-Fruchtextrakt, fermentierter Granatapfelsaft und Granatapfelsamenöl hemmen, wie in Studien gezeigt werden konnte, Enzyme, die den Knorpelabbau vorantreiben, und bremsen so das Voranschreiten des Knorpelschwundes. Außerdem wurde festgestellt, dass die Polyphenole des Granatapfels entzündungshemmend wirken und die Entzündungsaktivität in den betroffenen Gelenken drosseln können. Schmerzen können dadurch gelindert werden. Die Granatapfel-Polyphenole inaktivieren zudem knorpelschädigende freie Radikale, die bei entzündlichen Vorgängen im Gelenk vermehrt anfallen und die degenerativen Prozesse am Knorpel verstärken. Dabei wirken die Inhaltsstoffe des Granatapfels effizienter gegen freie Radikale als andere Biostoffe wie z. B. Vitamin E.

Interessant sind auch Daten zum Granatapfel, die auf eine knochenschützende Wirkung schließen lassen. Speziell das Granatapfelsamenöl zeigte im Tierversuch einen positiven Effekt auf die Knochendichte. Möglicherweise sind die im Samen vorkommenden Hormone für diesen günstigen Einfluss verantwortlich.

Was Sie tun können

Bewegung ist für die Gesunderhaltung der Gelenke das oberste Gebot. Ohne diese hat der Knorpel keine Möglichkeit, an die notwendigen Nähr- und Baustoffe zu gelangen, denn die knochenschützende Knorpelschicht ist nicht an das Blutgefäßsystem angeschlossen. Nur über den durch Bewegung hervorgerufenen Pumpmechanismus kann die verbrauchte Flüssigkeit im Gelenkspalt heraustransportiert und nährstoffreiche Flüs-

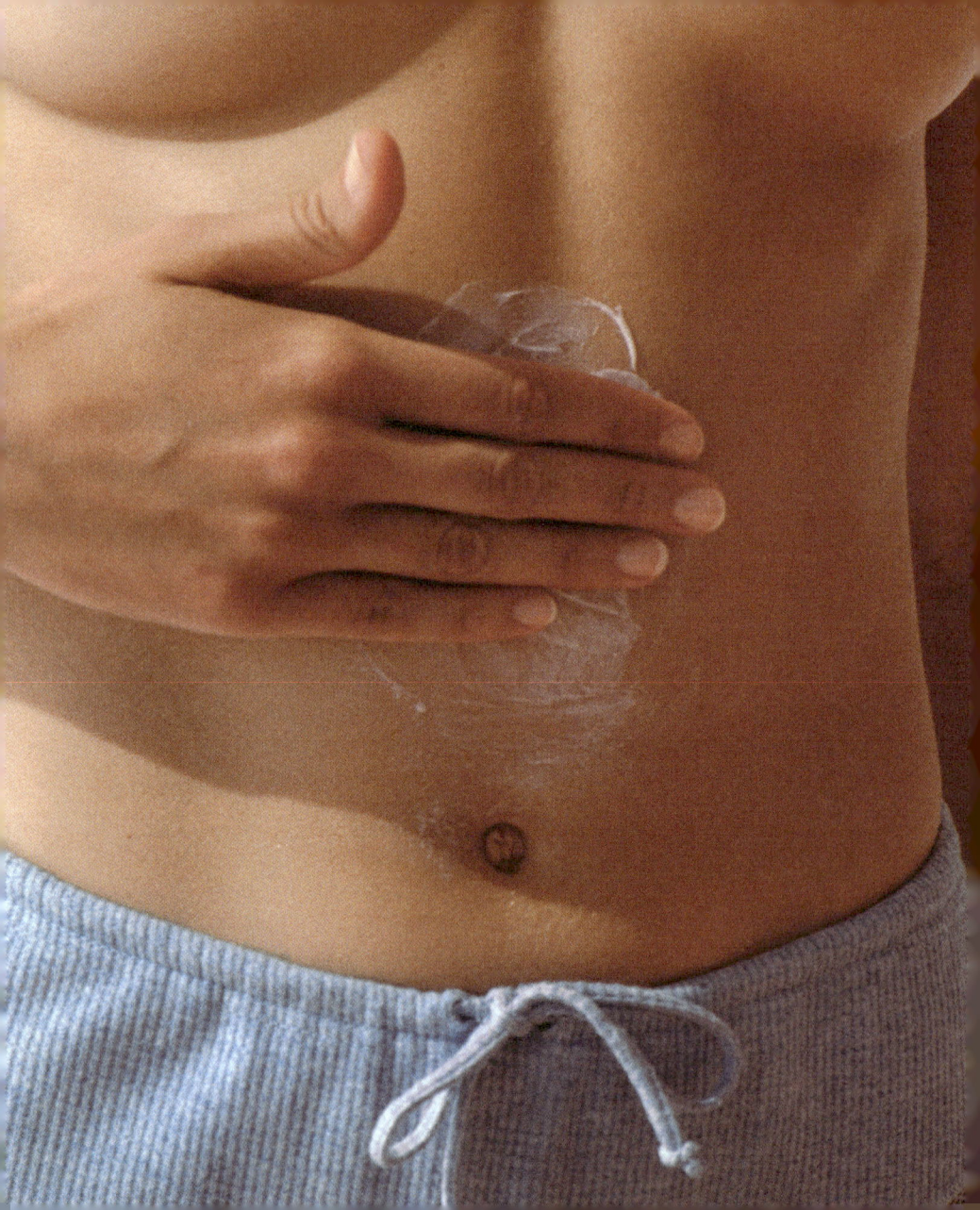

*Krankheiten und Symptome,
die sich mit Granatapfel
positiv beeinflussen lassen*

sigkeit hineingepumpt werden. Bleibt die ausreichende Bewegung aus, muss der Knorpel »verhungern«. Nehmen Sie sich daher vor, mehr zu Fuß oder mit dem Fahrrad zu erledigen, und sorgen Sie bei einer sitzenden Tätigkeit für einen regelmäßigen Bewegungsausgleich. »Füttern« Sie Ihre Gelenke mit Radikalfängern aus dem Granatapfel, am besten in Kombination mit anderen Radikalfängern wie z. B. Selen und Lycopin (Produktempfehlung im Anhang des Buches). Achten Sie auf eine kalziumreiche Kost und sorgen Sie für einen regelmäßigen Aufenthalt an der frischen Luft, damit Ihr Körper in ausreichendem Maß Vitamin D bilden kann, denn dieses ist am Einbau des Kalziums in die Knochen in entscheidendem Maß beteiligt.

Hautalterung

Früher oder später trifft es jeden, Frauen wie Männer. Die Haut zeigt ihre typischen, altersbedingten Veränderungen in Form von mehr oder weniger ausgeprägten Falten und Furchen. Tatsächlich verliert die Haut mit zunehmendem Alter ihre Fähigkeit, Feuchtigkeit zu halten, und neigt mehr zu Trockenheit. Des Weiteren wird sie dünner und verliert an Elastizität. Grundlegend unterscheidet man eine »innerlich bedingte« (intrinsische) und eine durch »äußere Faktoren« bedingte (extrinsische) Hautalterung. Für die intrinsische Hautalterung spielen Erbfaktoren und der mit zunehmendem Alter stattfindende Hormonverlust eine Rolle, während die extrinsische Hautalterung durch Umwelteinflüsse wie z. B. Rauchen, UV-Strahlung, Solariumbesuche, Stress und Schlafmangel begünstigt wird. Ebenso spielt die Ernährung für den Zustand der Haut eine

Krankheiten und Symptome,
die sich mit Granatapfel
positiv beeinflussen lassen

erhebliche Rolle. Zu den »Proaging«-Faktoren, die eine vorzeitige Hautalterung begünstigen, zählen z. B. Fast Food und Süßigkeiten (rasch verfügbare Kohlenhydrate). Dem Alterungsprozess entgegenwirken kann man mithilfe von Radikalfängern (Antioxidantien) wie z.B. den Polyphenolen.

Wie der Granatapfel hilft

Die im Granatapfelsaft enthaltenen Polyphenole schützen die Haut vor den schädlichen freien Radikalen, die durch die genannten Umweltfaktoren (UV-Strahlung, Umweltgifte, Rauchen) vermehrt im Körper gebildet werden und maßgeblich an der Hautalterung beteiligt sind. Ebenso konnte gezeigt werden, dass die Inhaltsstoffe des Granatapfels entzündlichen Prozessen in der Haut entgegenwirken. Auch damit wird der Alterungsprozess bekämpft, denn dieser wird durch die im Alter vermehrt auftretenden Entzündungen zusätzlich begünstigt. Im Granatapfelsamenöl kommen zudem wertvolle Fettsäuren (vor allem die Gamma-Linolensäure) vor, die der Haut Feuchtigkeit spenden und die Hautregeneration fördern. Bei Personen mit Hautkrankheiten (wie z. B. Neurodermitis) oder stark zur Trockenheit neigender Haut ist häufig der Fettstoffwechsel gestört und es besteht ein erhöhter Bedarf an Gamma-Linolensäure, dem man mithilfe des Granatapfelsamenöls begegnen kann. Auch die im Samenöl vorkommenden pflanzlichen Hormone, speziell die östrogenähnlichen Strukturen, können helfen, den Alterungsprozessen der Haut entgegenzusteuern. In einer Untersuchung mit menschlichen Hautzellen konnte gezeigt werden, dass Granatapfelsamenöl das Wachstum von Hautzellen anregt und zur Festigung der Haut beiträgt.

Krankheiten und Symptome,
die sich mit Granatapfel
positiv beeinflussen lassen

Was Sie tun können

Zu den größten Feinden der gesunden, gut aussehenden Haut gehören die übermäßige UV-Exposition und das Rauchen. Verzichten Sie auf Superbräune und mäßigen Sie sich beim Sonnenbaden, auch bei der Nutzung von Solarien. Hören Sie, wenn Sie nicht vorzeitig »alt aussehen« möchten, mit dem Rauchen auf. Und denken Sie daran: Ihre Haut isst immer mit – wählen Sie daher bevorzugt eine vitalstoffreiche Kost mit viel Gemüse, Obst und frischen Säften. Auch der Granatapfel sollte bei den »hautfreundlichen« Lebensmitteln nicht fehlen. Beginnen Sie den Tag mit dem Granatapfel-Powerdrink (Rezept S. 100) und verwöhnen Sie Ihre Haut mit einer hochwertigen Granatapfel-Pflegekosmetik.

Hautunreinheiten

Pickel, Pusteln und Mitesser sind nicht nur störend, sondern können auf der Haut auch bleibende Narben hinterlassen. Akne zählt zu den häufigsten Hautproblemen, die vor allem bei Jugendlichen, aber auch bei Erwachsenen vorkommen. Rund 80 Prozent der Jugendlichen leiden unter der am weitesten verbreiteten Form, der »Acne vulgaris« oder »gewöhnlichen Akne«. Aber auch etwa 30 Prozent der Erwachsenen, insbesondere Frauen zwischen 25 und 40 Jahren, sind betroffen.

Die Akne zeigt sich häufig im Gesicht, an den Schultern und am Rücken mit entzündeten Papeln und Pusteln oder eitrigen Mitessern. Begünstigt werden diese Hautunreinheiten durch den veränderten Stoffwechsel während der Pubertät. Unter dem hormonellen Einfluss kommt es zu einer verstärkten Talgproduktion und gleichzeitig oft zur Verstopfung des

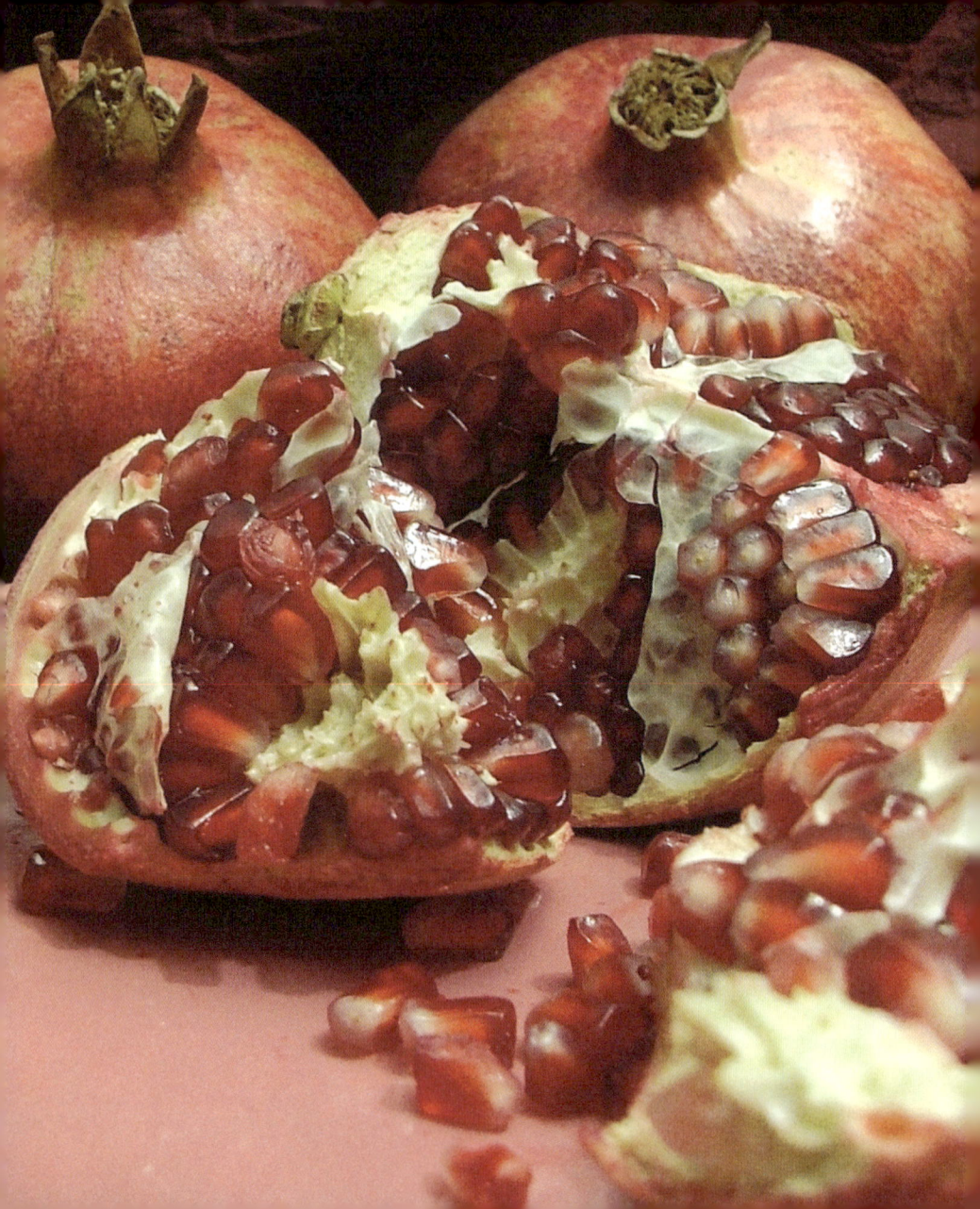

Krankheiten und Symptome,
die sich mit Granatapfel
positiv beeinflussen lassen

Ausführungsgangs der Talgdrüse durch kleine Hornhautpartikel. Das führt zu Entzündungen der Talgdrüsen, die meistens noch durch eine übermäßige Besiedlung mit Bakterien zusätzlich begünstigt wird. Auch Inhaltsstoffe von Kosmetikprodukten können diese Vorgänge fördern. Ebenso tragen Rauchen und Stress zu einer Entzündung der Talgdrüsen bei. Das auffällige Hautbild kann für die Betroffenen eine große Belastung darstellen, die mit psychischen und sozialen Problemen einhergehen kann. In Abhängigkeit vom Schweregrad des Krankheitsbildes werden zur Behandlung der Akne verschiedene Medikamente, wie z. B. Antibiotika, Salicylsäure oder Fruchtsäuren eingesetzt. In schwerwiegenden Fällen gehört die Behandlung unbedingt in die Hand eines Arztes.

Wie der Granatapfel hilft

Nicht immer muss es gleich eine Akne sein, wenn sich Pusteln und Mitesser zeigen. In weniger problematischen Fällen kann bei unreiner Haut ein Peeling mit Granatapfelschalenmehl hilfreich sein, denn die im Granatapfel enthaltenen Polyphenole wirken antientzündlich und antimikrobiell. Dazu vermischt man Granatapfelschalenmehl mit etwas Tonerde und etwas Granatapfelsaft und stellt daraus eine breiige Paste her. Diese nun auf die vorgereinigte Haut als Maske aufbringen und für 10 Minuten einwirken lassen. Anschließend mit warmem Wasser abnehmen. Aber Vorsicht: Allergische Reaktionen sind hier bei empfindlichen Personen nicht auszuschließen. Sollte bei Ihnen eine Neigung zu Allergien bestehen, ist es ratsam, die Paste zuerst einmal an der Innenseite des Unterarmes aufzubringen und die Reaktion abzuwarten. Im Zweifelsfall sollten Sie die Anwendung erst mit Ihrem behandelnden Arzt abklären.

Die Kerne des Granatapfels enthalten wertvolle
Phytoöstrogene.

*Krankheiten und Symptome,
die sich mit Granatapfel
positiv beeinflussen lassen*

Was Sie tun können

Bei Hautunreinheiten und bei Akne genügt es, die Haut täglich ein- oder zweimal mit warmem Wasser und einer milden Seife zu waschen. Mangelnde Hygiene ist hier nicht die Ursache. Im Gegenteil – übermäßige Reinigungsaktivitäten können das Hautbild sogar verschlechtern. Mitesser sollten nicht ausgedrückt werden, da sich dann die Entzündungen verschlimmern und Narben drohen. Hilfreich bei Akne und unreiner Haut ist die Anwendung von Zink in Dragee-/Tablettenform (Apotheke), da dieses Spurenelement die Wundheilung fördert, das Abwehrsystem stärkt und die Bakterien in Schach hält.

Krebs

Krebserkrankungen sind insgesamt das Ergebnis aus Erbfaktoren, Lebensstil und Umwelteinflüssen. Man geht davon aus, dass Krebs zum überwiegenden Teil von »äußeren« Faktoren (z. B. Rauchen, Umweltgifte) mitbestimmt wird, wobei der Ernährung mit einem maßgebenden Anteil von etwa 40 Prozent die größte Bedeutung zukommt.

So sind vor allem in Obst und Gemüse zahlreiche Inhaltsstoffe bekannt, die eine zell- und krebsschützende Wirkung aufweisen. Eine Ernährung, die reich ist an (möglichst frischem) Gemüse und Früchten und arm an rotem Fleisch (z. B. Schwein, Rind, Wild, Schaf), gilt als empfehlenswert. Von besonderem Interesse sind bioaktive Pflanzeninhaltsstoffe, speziell die Polyphenole, welche die Körperzellen schützen, schädliche freie Radikale inaktivieren (Antioxidantien), bei der Zellreparatur helfen und bei der Entgiftung von Umweltnoxen, Medikamenten u. a. mitwirken.

*Krankheiten und Symptome,
die sich mit Granatapfel
positiv beeinflussen lassen*

Mögliche Wirkungen des Granatapfels, die für die Krebsvorbeugung von Interesse sein können

- Begünstigung des Absterbens von Tumorzellen (Apoptose)
- Entzündungshemmende Wirkung
- Förderung der Rückbildung von Tumorzellen zu normalen Zellen
- Hemmung der Metastasenbildung
- Hemmung des Anschlusses von Tumorzellen an das Blutgefäßsystem
- Hemmung des Tumorwachstums
- Zellschutz und Entgiftung

Wie der Granatapfel hilft

Die im Granatapfel vorkommenden Inhaltsstoffe (Polyphenole, Antioxidantien bzw. die im Samenöl vorkommenden Fettsäuren und Steroide) können den Körper im Kampf gegen den Krebs wirkungsvoll unterstützen. So ergaben Studien mit Granatapfelsaft, fermentierten Saftextrakten, dem Granatapfelsamenöl und in geringerem Umfang auch Schalenextrakten eine Reihe interessanter krebshemmender Wirkungen, die derzeit in klinischen Studien weiterverfolgt werden.

Eine wichtige Voraussetzung für das Wachstum eines Tumors ist sein Anschluss an das Blutgefäßsystem zur Versorgung mit Sauerstoff und Nährstoffen. Dazu müssen die Krebszellen neue Blutgefäße bilden (Angiogenese). Der Granatapfel und vor allem daraus hergestellte, fermentierte Granatapfelsaft-Essenzen können der Entwicklung dieser Versorgungs-

*Krankheiten und Symptome,
die sich mit Granatapfel
positiv beeinflussen lassen*

bahnen entgegenwirken. Zudem begünstigen die Frucht und ihre Inhaltsstoffe den sogenannten »programmierten Zelltod« (Apoptose) von Tumorzellen. Aus Labortests und Tierstudien ist bekannt, dass die Granatapfel-Polyphenole das Wachstum von Krebszellen hemmen und der Ausbreitung von Tumoren entgegenwirken. So konnte z. B. gezeigt werden, dass fermentierte Granatapfelsaft-Extrakte das Wachstum von menschlichen Brustkrebszellen bremsen (Labortest). Eine schützende Wirkung ließ sich im Labortest auch mit der Einnahme von Granatapfelsamenöl erzielen. Die dort vorkommenden östrogenartigen Komponenten reduzieren in nennenswertem Umfang (60 bis 80 Prozent) die Aktivität eines Enzyms (Aromatase), welches an der Entwicklung von (hormonabhängigem) Brustkrebs beteiligt sein kann. Auch der fermentierte Granatapfelsaft zeigt ein ähnlich schützenden Effekt. Weiterhin konnte gezeigt werden, dass die im Mark vorkommenden Polyphenole das Absterben von Darmkrebszellen begünstigen und die im Samenöl vorkommenden Fettsäuren der Entartung von Darmschleimhautzellen entgegenwirken können. Das Granatapfelsamenöl zeigte auch eine hemmende Wirkung auf das Wachstum von Hautkrebszellen. Sowohl das Samenöl als auch der Granatapfelsaft bremsen auch deutlich die Vermehrung von Prostatakrebszellen und begünstigen deren Absterben. Diese Wirkung ist inzwischen auch durch eine Humanstudie gezeigt worden (siehe Prostatakrebs).

Interessant sind auch Daten, die auf eine schützende Wirkung im Bereich der Leberzellen beziehungsweise eine Reduktion der Leberzelltumormasse hinweisen. Im Tier- und im Laborversuch wurde gezeigt, dass Granatapfelsaftextrakt, im Vergleich zur Kontrollgruppe, das Ausbreiten von

Krankheiten und Symptome,
die sich mit Granatapfel
positiv beeinflussen lassen

Leberzelltumoren deutlich bremsen und eine Verminderung der Tumor-
massen um etwa 60 Prozent bewirken konnte.

Eine Untersuchung mit Leukämiezellen ergab, dass Granatapfelsaftextrakt zum Absterben der Leukämiezellen führte oder die Rückentwick-
lung der Tumorzellen zu normalen Zellen ermöglichte.

Was Sie tun können
Zeigen Sie dem Krebs »die Zähne«. Hören Sie mit dem Rauchen auf,
schränken Sie Ihren Alkoholkonsum ein und versuchen Sie, Ihr Normalgewicht zu halten (Übergewicht ist auch ein Risikofaktor!). Schränken Sie
den Verzehr an rotem Fleisch ein, bevorzugen Sie Geflügel und Fisch (so-
genanntes »weißes« Fleisch). Bauen Sie krebshemmende Lebensmittel
wie Granatapfelsaft, Brokkoli, Beerenobst, Grüntee, Zwiebeln und Knoblauch, Tomaten, Leinsamen, Soja u.a. in Ihren täglichen Speiseplan ein.
Gönnen Sie sich als Süßigkeit hin und wieder ein Stück dunkle Schokolade (Kakaogehalt > 70 Prozent), denn auch die dort vorkommenden
Polyphenole haben schützende Effekte.

Lebererkrankungen

Die Leber ist das zentrale Stoffwechselorgan des Körpers mit einer Reihe
wichtiger Funktionen. Das etwa zwei Kilogramm schwere Organ steuert,
unter dem Einfluss von Hormonen, den Kohlenhydrat-, Fett- und Ei-
weißstoffwechsel, produziert wichtige Eiweißstoffe (z. B. Abwehrstoffe,
Blutgerinnungsfaktoren), bildet die Galle, stellt Cholesterin her und ist
ein wichtiges Entgiftungsorgan. Zu den wichtigsten Krankheitsbildern,

Krankheiten und Symptome,
die sich mit Granatapfel
positiv beeinflussen lassen

welche die Leber betreffen, zählen die Fettleber, die durch eine vermehrte Einlagerung von Fett charakterisiert ist, und entzündliche Lebererkrankungen wie z. B. eine Hepatitis. Neben Infektionen durch Viren und Bakterien kommen vor allem Alkohol und Gifte (z.B. Schimmelpilzgifte) oder Medikamente als Ursache für eine Lebererkrankung in Frage. Bei der Leberzirrhose kommt es, meist durch (langfristigen) Alkoholmissbrauch, zu einer massiven Schädigung der Leberzellen und zum Untergang von Lebergewebe, wodurch die Funktion des Organs erheblich eingeschränkt sein kann und schließlich möglicherweise völlig zusammenbricht.

Wie der Granatapfel hilft

Der Granatapfel und der daraus hergestellte Saft haben eine leberschützende Wirkung. Sowohl entzündungsbedingte als auch durch Alkohol verursachte Leberschäden gehen mit einer vermehrten Freisetzung an schädlichen freien Radikalen einher. Granatapfelsaft enthält eine Reihe hochwirksamer Radikalfänger (Antioxidantien), welche die Leberzellen vor dem aggressiven Angriff durch freie Radikale schützen. Verschiedene Untersuchungen mit Versuchstieren haben gezeigt, dass der Granatapfelsaft die Leber bei der Entgiftung unterstützt und zur Erhaltung der normalen Leberzellen beiträgt. Zudem wirken der Granatapfel und seine Inhaltsstoffe (vor allem die darin vorkommenden Polyphenole) Entzündungsprozessen entgegen. Allerdings kann er gegen stark leberzellschädigende Gifte (z. B. Alkohol) oder viral bedingte Infektionen nicht ankommen – die Meidung solcher Einflussgrößen ist noch immer der wirkungsvollste Ratschlag.

Krankheiten und Symptome,
die sich mit Granatapfel
positiv beeinflussen lassen

Was Sie tun können

Wenn Sie an einer Lebererkrankung leiden, sollten Sie zur Schonung der Leber unbedingt auf Alkohol verzichten! Bevorzugen Sie eine vitalstoffreiche und abwechslungsreiche Kost und senken Sie den Anteil an Kohlenhydraten, vor allem den an leicht verfügbaren in Süßigkeiten und Weißmehlprodukten. Ersetzen Sie »schlechte« Fette aus z. B. Wurst, Streichfett und Soßen durch »entzündungshemmende« Fette aus dem Kaltwasserfisch (z. B. Hering, Makrele, Lachs, Thunfisch). Zur Unterstützung der Leberfunktion gönnen Sie sich täglich ein Glas wohlschmeckenden Granatapfelsaft.

Nervenkrankheiten

Zu den gefürchteten Nervenerkrankungen, die mit zunehmendem Alter gehäuft vorkommen, zählen die Hirnleistungsstörungen und die Demenzen, wobei es zur fortschreitenden Einschränkung der geistigen Leistungsfähigkeit (Gedächtnis, Denkvermögen, Orientierungssinn, Sprache, Motorik) kommt. Bei der Demenz vom Alzheimer-Typ (Alzheimerer) kommt es zusätzlich zu tiefgreifenden Veränderungen der Persönlichkeit. Die Ursachen für die geistigen Verluste sind im massiven Absterben von Nervenzellen begründet.

Auch bei der »Schüttellähmung« (Morbus Parkinson) sterben im Gehirn Areale mit Nervenzellen ab. Man geht davon aus, dass aggressive freie Radikale an der Schädigung der Nervenzellen und an deren Absterben mitbeteiligt sind. Zu den bekannten Risikofaktoren für die genannten Nervenkrankheiten zählen – neben dem Lebensalter – auch die erbliche

Veranlagung, das Rauchen, Alkohol und vorangegangene entzündliche Prozesse im Gehirn.

Wie der Granatapfel hilft

Das menschliche Gehirn ist besonders empfindlich gegen die Zerstörungswut durch freie Radikale. Diese werden im Körper- und Gehirnstoffwechsel ständig neu gebildet und greifen bevorzugt die Fettsäuren der Nervenhüllen an. Die so geschädigten, »oxidierten« Nervenzellen können ihre Funktion nicht mehr erfüllen und sind zum Absterben verdammt. Daher kommt Radikalfängern (Antioxidantien) gerade für das Gehirn eine besondere Bedeutung zu. Die Polyphenole des Granatapfels sind besonders wirksam. Sie fangen die schädlichen freien Radikale ab und schützen dadurch die Nervenzellen vor Folgeschäden. In Versuchen konnte gezeigt werden, dass die Granatapfel-Polyphenole die Nervenzellen vor Chemikalien und Giften schützen. Weiterhin wiesen verschiedene Untersuchungen darauf hin, dass die Granatapfelinhaltsstoffe die Nervenzellen auch vor Schäden bewahren können, die durch Sauerstoffmangel hervorgerufen werden. So konnte im Tierversuch gezeigt werden, dass Neugeborene um 60 Prozent weniger Hirnschäden infolge Sauerstoffmangels aufwiesen, wenn die Muttertiere – im Vergleich zu einer Kontrollgruppe – mit Granatapfelsaft gefüttert wurden. Sauerstoffmangelbedingte Schäden spielen auch beim Schlaganfall eine Rolle.

Inzwischen zeichnen sich auch erste Hinweise ab, die auf eine schützende Wirkung durch den Granatapfelsaft hinsichtlich der Entstehung der Alzheimerkrankheit hindeuten. So konnte in Versuchen gezeigt werden, dass die Ablagerungen im Gehirn, die für die Krankheit mitverantwort-

*Krankheiten und Symptome,
die sich mit Granatapfel
positiv beeinflussen lassen*

lich sind, durch die Anwendung von Grantapfelsaft reduziert werden konnten. Von Bedeutung ist in diesem Zusammenhang sicherlich auch die entzündungshemmende Wirkung, die der Granatapfel durch seine Inhaltsstoffe aufweist.

Was Sie tun können

Halten Sie Ihr Gehirn in Schwung. Musizieren Sie oder erlernen Sie ein neues Musikinstrument oder eine Fremdsprache. Das hilft gegen drohende Hirnleistungsstörungen. Was ebenfalls die Hirnleistung schult – und zwar in einem deutlich höheren Maß als beispielsweise das Lösen von Kreuzworträtseln: Lesen Sie öfter einmal Abschnitte in Zeitungen oder Büchern rückwärts – von hinten nach vorne – und stellen Sie sich am besten dazu auf ein Bein. Dann ist nämlich auch noch der Gleichgewichtssinn gefragt. Wichtig ist aber auch die regelmäßige Bewegung und die Koordination, die bei vielen Bewegungs- und Sportarten trainiert werden kann. Trinken Sie viel – unter Flüssigkeitsverlust verdickt sich das Blut, was sich nachteilig auf die Durchblutung des Gehirns auswirken kann. Beginnen Sie den Tag mit dem Granatapfel-Powerdrink (Rezept S. 100).

Oxidativer Stress

Dass die übermäßige Belastung mit freien Radikalen und der damit verbundene oxidative Stress zahlreiche chronisch-degenerative Erkrankungen (z. B. Herz-, Kreislauf-, Krebs- und Augenerkrankungen) begünstigen kann und uns vorzeitig alt macht, wurde im Kapitel »Oxidativer Stress als Krankheits- und Alterungsursache (S. 41) bereits erläutert.

Wie der Granatapfel hilft

Der Granatapfel und seine Inhaltsstoffe wirken dem oxidativen Stress effizient entgegen – und zwar in einem weitaus größeren Maß, als dieses von anderen Antioxidantien bekannt ist. So wirkt der Granatapfelsaft dreimal so gut gegen freie Radikale wie Rotwein oder Grüntee und sogar 30-mal (!) so effizient wie die Antioxidantien, die in der Tomate vorkommen. Ein besonderes Granatapfel-Elixier, welches aus schonend konzentriertem Granatapfelmark und fermentierten Essenzen aus Frucht und Blüten hergestellt wird, erreicht sogar eine antioxidative Kraft, die 50- bis 70-mal so hoch ist wie jene des Rotweins oder des Grüntees.

In wissenschaftlichen Studien konnte gezeigt werden, dass die Granatapfel-Polyphenole z. B. die Oxidation der Blutfette in einem deutlichen Ausmaß vermindern. Eine Humanstudie ergab, dass der tägliche Konsum von 50 ml Granatapfelsaft die Oxidation des Cholesterins bereits innerhalb von zwei Wochen um etwa 20 Prozent gemindert hat (siehe auch Fettstoffwechselstörungen). Dieser Effekt spielt bei der gefäßschützenden Wirkung, die für den Granatapfel nachgewiesen werden konnte, sicherlich eine wesentliche Rolle. Bei Patienten, die bereits eine Verengung der Halsschlagader aufwiesen, führte der Granatapfelsaft nach einem halben Jahr Anwendung sogar zu einer Senkung der Fettoxidation um mehr als 80 Prozent.

Interessanterweise erhöhen die Granatapfel-Polyphenole auch die Wirksamkeit weiterer radikalfangender Systeme im Körper. So konnte gezeigt werden, dass unter der Anwendung der Granatapfelinhaltsstoffe die Aktivität antioxidativ wirksamer Enzyme (z. B. Glutathionperoxidase) deutlich gesteigert wird. Insgesamt bietet der Granatapfel somit einen effi-

Mit dem Granatapfel-Powerdrink starten Sie gesund in den Tag.

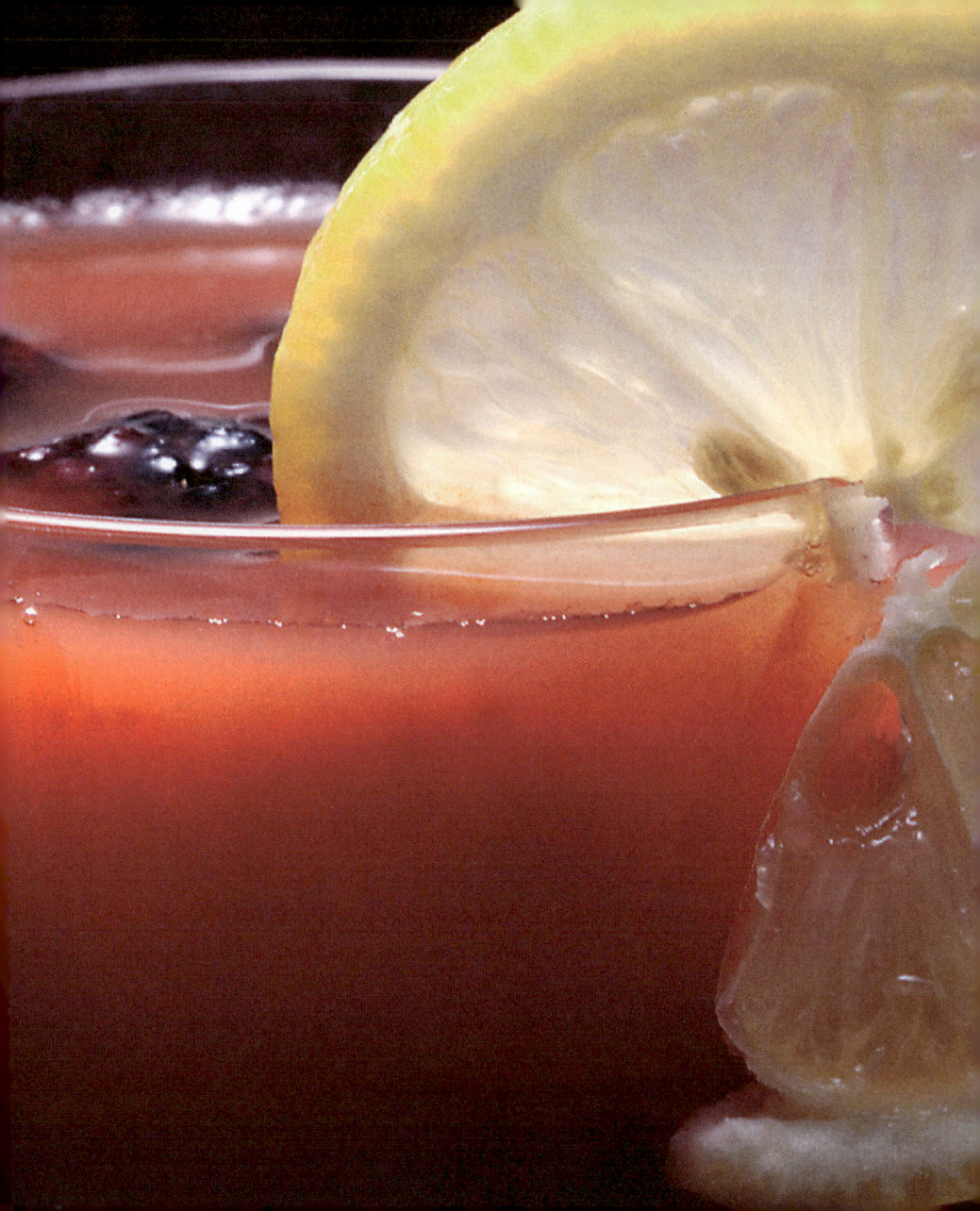

Krankheiten und Symptome,
die sich mit Granatapfel
positiv beeinflussen lassen

zienten Zellschutz und reduziert den oxidativen Stress und das Risiko für radikalabhängige Erkrankungen.

Was Sie tun können

Versuchen Sie Einflüsse, welche die Radikalbelastung erhöhen, einzuschränken. Dazu gehören der Verzicht auf das Rauchen und mäßiges Sonnenbaden (bzw. Solariumbesuche). Treiben Sie moderaten Sport (z. B. Nordic Walking, Schwimmen, Fahrradfahren) und verzichten Sie auf exzessive sportliche Aktivitäten (wie z. B. Spinning im Fitnessstudio oder Marathonlauf). Sorgen Sie täglich für eine Extraportion Antioxidantien durch ein Glas (200 ml) Granatapfelsaft oder Granatapfelmuttersaft (Dosierbecher 2 x 5 ml pro Tag). Auch der Granatapfelsaft als Nahrungsergänzungsmittel liefert die wertvollen Radikalfänger, vor allem wenn der Granatapfelsaftextrakt zusammen mit weiteren Antioxidantien (z. B. Selen, Lycopin) kombiniert wird.

Potenzstörungen

Ungern spricht »Mann« über dieses Thema, obgleich im Alter zwischen 40 und 70 Jahren etwa jeder zweite Mann betroffen ist: Potenzstörungen (erektile Dysfunktion). Diese kann sich durch fehlende oder zu kurze Steifheit des Penis bemerkbar machen. Die möglichen Ursachen sind vielfältig. Häufig steckt eine ernst zu nehmende organische Grunderkrankung wie z. B. ein Bluthochdruck, Diabetes mellitus oder eine Fettstoffwechselstörung, oft gepaart mit Übergewicht, hinter dem Problem. Aber auch Stress, Leistungsdruck, Versagensängste und Alkohol gehen

Krankheiten und Symptome,
die sich mit Granatapfel
positiv beeinflussen lassen

»unter die Gürtellinie«. Im Einzelfall sollte unbedingt der Arzt zurate gezogen werden, denn schließlich münden Potenzprobleme nicht selten in einer Depression und mindern oft auch die Lebensqualität entscheidend.

Wie der Granatapfel hilft

Der Granatapfel – das Symbol der Fruchtbarkeit und Liebe – wurde bereits bei den Römern und im alten Griechenland zur »Stärkung der Manneskraft« Liebeselixieren beigemischt. Neuere, tierexperimentelle Daten lassen auf eine durchblutungsfördernde Wirkung durch den Granatapfel und den daraus hergestellten Saft schließen. Das hat eine bessere Erektionsfähigkeit zur Folge. In einer Studie mit Männern, die unter einer moderaten Form von Potenzstörungen litten, verbesserte sich die Situation nach dem vierwöchigen Konsum von täglich einem Glas (250 ml) Granatapfelsaft deutlich. Die Auswertung der Fragebögen, die nach dem International Index of Erectile Function (IIEF) konzipiert wurden, ergab bei 47 Prozent der beteiligten Personen eine deutliche Besserung der Potenzprobleme.

Was Sie tun können

Oberstes Gebot: Sprechen Sie mit Ihrem Arzt. Falls Sie unter Diabetes mellitus oder Bluthochdruck leiden, dann ist die Behandlung dieser Grunderkrankungen eine wichtige Voraussetzung für ein erfülltes Sexualleben. Achten Sie auf eine gesunde Lebensweise. Hören Sie möglichst mit dem Rauchen auf und mäßigen Sie sich mit dem Alkohol. Falls Sie an Übergewicht leiden, versuchen Sie dieses abzubauen, denn im Fettgewe-

*Krankheiten und Symptome,
die sich mit Granatapfel
positiv beeinflussen lassen*

be sitzt ein Enzym (Aromatase), welches das typisch männliche Hormon (Testosteron) in die typisch weiblichen Hormone (Östrogene) umwandelt. Auch das kann zur Potenzstörung beitragen. Stärken Sie Ihre Prostata und Ihre »Manneskraft« täglich mit einem Gläschen Granatapfelsaft oder 1–2 Esslöffeln Granatapfel- Elixier.

Prämenstruelles Syndrom

Was sind sie doch oft unangenehm, die Tage vor den »Tagen«, nicht selten geprägt durch Stimmungsschwankungen, schmerzhaftes Brustspannen, Gewichtszunahme durch vermehrte Wassereinlagerungen, Heißhungerattacken, Übelkeit, Hautveränderungen, Bauchkrämpfe, Kopfschmerzen und Schlafstörungen. Etwa ein Drittel aller gebärfähigen Frauen ist von diesem Phänomen des prämenstruellen Syndroms betroffen. Dabei müssen nicht alle Symptome gleichzeitig vorkommen – auch der Schweregrad kann von Frau zu Frau stark variieren. Beeinflusst wird das Beschwerdebild von den hormonellen Veränderungen, die während des weiblichen Zyklus stattfinden.

Wie der Granatapfel hilft
Die im Granatapfelsamenöl vorkommenden pflanzlichen Hormone (Phytoöstrogene) sind von ihrer Struktur her den körpereigenen Östrogenen sehr ähnlich und können so mit dem Östrogenrezeptor in eine Wechselbeziehung treten. Im kaltgepressten (!) Granatapfelsamenöl sind nennenswerte Mengen an natürlichen Östrogenen (z. B. Östradiol, Östron) vorhanden. Diese Phytoöstrogene können eine harmonisierende Wir-

Krankheiten und Symptome,
die sich mit Granatapfel
positiv beeinflussen lassen

kung auf den Hormonhaushalt ausüben und sich damit auch bei Beschwerden, die mit dem prämenstruellen Syndrom in Verbindung stehen, günstig auswirken.

Was Sie tun können

Achten Sie vor allem in der zweiten Zyklushälfte auf eine ausgewogene Ernährung. Schränken Sie den Konsum von Süßem und Kaffee möglichst ein. Bewegen Sie sich reichlich, auch Entspannungsübungen und Yoga können hilfreich sein. Versuchen Sie Stress in dieser Zeit möglichst zu vermeiden – achten Sie darauf auch, wenn Sie Termine in der zweiten Zyklushälfte vergeben. Versorgen Sie sich kurmäßig (etwa 3 Monate lang) mit Granatapfelsamenöl (z. B. als Nahrungsergänzungsmittel, Produktempfehlung im Anhang), welches Sie täglich einnehmen sollten. In dieser Zeit müssten sich die Beschwerden langsam bessern. Unterstützend haben sich auch Vitalstoffe wie Magnesium und Vitamin B6 gut bewährt.

Prostatakrebs

Prostatakrebs ist inzwischen die häufigste Krebsart bei Männern. Das Risiko für diese Erkrankung steigt mit zunehmendem Alter. Die Wahrscheinlichkeit, an Prostatakrebs zu erkranken, nimmt zwischen dem 50. und 85. Lebensjahr bis auf das 40-Fache zu. Das mittlere Erkrankungsalter liegt bei 70 Jahren. Erbliche Faktoren scheinen dabei eine Rolle zu spielen. So ist das Risiko für einen Mann, dessen Vater oder Bruder erkrankt ist, um den Faktor 2–3 erhöht. Allerdings scheinen auch Lebensstilfaktoren eine wichtige Rolle zu spielen. In Asien kommt diese Krebs-

*Krankheiten und Symptome,
die sich mit Granatapfel
positiv beeinflussen lassen*

art weitaus seltener vor. Eine Ernährung, die kalorien- und fettreich (»schlechte« Fette) und arm an Ballast- und Vitalstoffen ist, gilt als Risikofaktor. Wie bei vielen anderen Krebsarten gibt es beim Prostatakrebs zu Beginn der Erkrankung keine typischen Symptome, sodass die Erkrankung häufig erst spät diagnostiziert wird. Beschwerden beim Wasserlassen können z. B. einen Hinweis auf eine Prostatavergrößerung oder eine bestehende Krebserkrankung liefern. Als Tumormarker wird im Blut das Prostata-Spezifische Antigen (PSA) ermittelt. Dieser Wert kann im Rahmen von Früherkennungsmaßnahmen bestimmt werden, ist aber auch für die Beurteilung des Behandlungserfolges bei einer bestehenden Prostatakrebs- erkrankung wichtig und wird auch dann in regelmäßigen Abständen bestimmt. Ein erneuter, rascher Anstieg nach erfolgter Behandlung (z. B. durch Operation, Bestrahlung, Hormontherapie) gilt als Hinweis darauf, dass noch Tumorzellen im Körper vorhanden sind und eventuell eine erneute Behandlung vorgenommen werden muss. Je kürzer die Zeit ist, während der sich der PSA verdoppelt, umso kritischer wird die Situation beurteilt.

Wie der Granatapfel hilft

Im Laborversuch wurde gezeigt, dass die im Granatapfel vorkommenden Polyphenole eine wachstumshemmende Wirkung auf die Prostatakrebszellen zu haben scheinen. Des Weiteren fördern sie das Absterben der Tumorzellen. In einer Untersuchung wurde der Effekt von Granatapfelsaft bei Männern mit bestehender Prostatakrebserkrankung verfolgt. Die erkrankten Personen wurden zunächst nach den klassischen Verfahren (Operation, Bestrahlung) behandelt. In der Studie erhielten die operier-

Krankheiten und Symptome,
die sich mit Granatapfel
positiv beeinflussen lassen

ten oder strahlentherapierten Männer täglich ein Glas (240 ml) Granatapfelsaft (entsprechend etwa 570 mg Polyphenolen). Das Ergebnis war erstaunlich: Unter dem Konsum des Granatapfelsaftes konnte der PSA-Wert deutlich länger konstant gehalten werden. Es dauerte doppelt so lange, bis der PSA-Wert wieder anstieg, als zuvor ohne den Granatapfelsaft. Im Labor wurde dann das Serum der Patienten mit Prostatakrebszellen zusammengebracht und festgestellt, dass die Vermehrung der Tumorzellen nun um 12 Prozent und das Absterben dieser Zellen sogar um 17 Prozent erhöht werden konnte. Die positiven Effekte konnten bei 80 Prozent der Studienteilnehmer beobachtet werden. Weitere Studien zur Bestätigung dieses positiven Ergebnisses sollen folgen.

Was Sie tun können

Essen Sie öfter Fisch (vor allem Kaltwasserfisch, wie z. B. Hering, Lachs, Thunfisch). Die dort vorkommenden mehrfach ungesättigten Fettsäuren wirken sich schützend auf die Prostata aus. Auch das in Tomaten, Tomatensoße, Ketchup und Tomatensaft enthaltene Lycopin (ein Farbstoff aus der Gruppe der Carotinoide) hat eine krebshemmende Wirkung. Des Weiteren sollten Sie eine ballaststoff- und vitaminreiche Kost bevorzugen und den Verzehr an rotem Fleisch (Schwein, Rind, Schaf, Wild) einschränken. Genießen Sie täglich ein Glas (240 ml) Granatapfelsaft oder greifen Sie auf entsprechende Nahrungsergänzungsmittel (Granatapfelsaftextrakt in Kombination mit Selen und Tomatenextrakt) zurück.

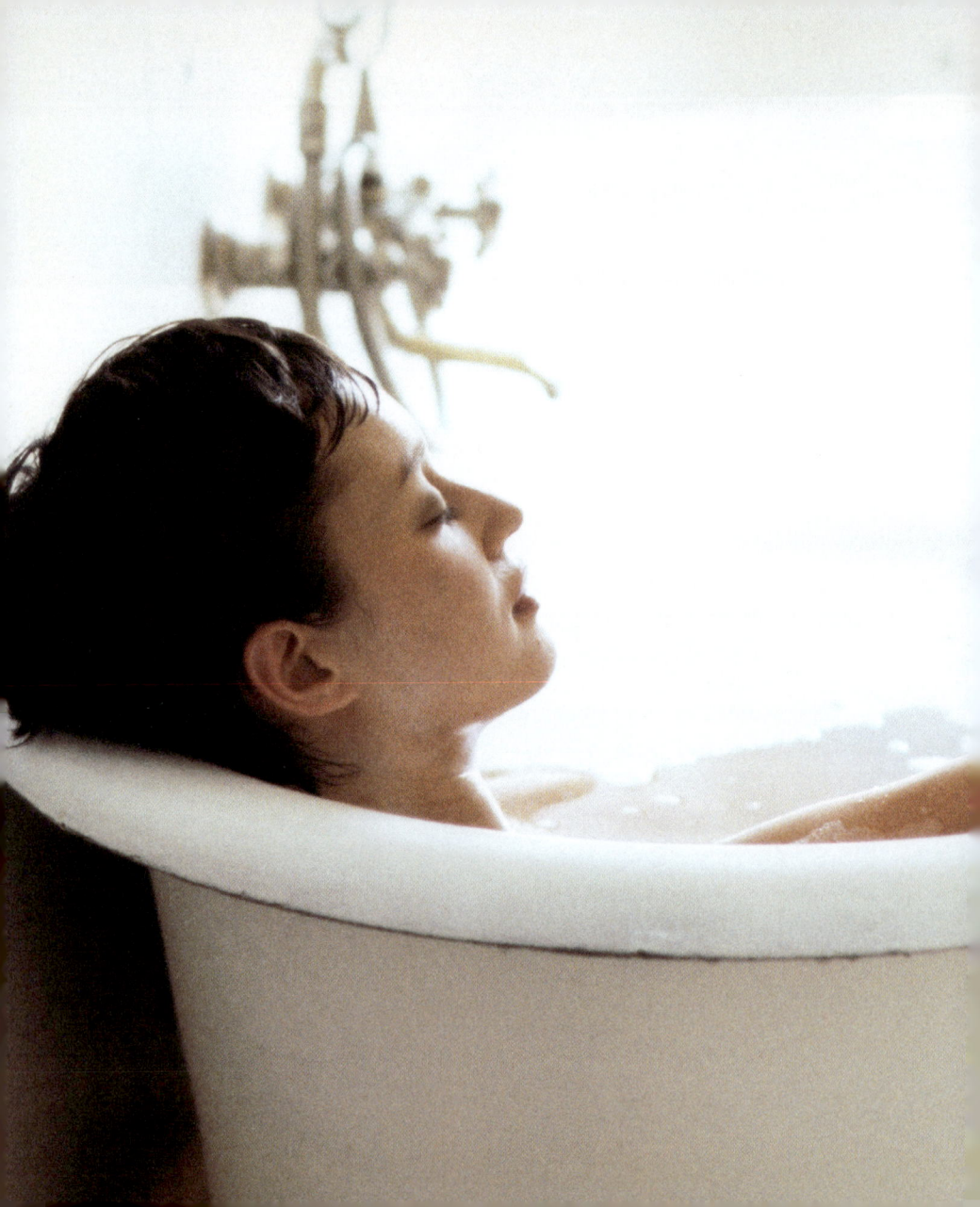

Krankheiten und Symptome,
die sich mit Granatapfel
positiv beeinflussen lassen

Stress

Vermutlich lässt uns keine Einflussgröße so rasch altern wie der negative Stress (Disstress). Bei einer »ungesunden«, ständigen Überbelastung werden weniger vitalitätserhaltende Antiaging-Hormone (z. B. DHEA) gebildet und dadurch der Alterungsprozess begünstigt. Zudem stellt chronischer Stress eine übermäßige Beanspruchung für das Herz-Kreislauf-System dar. Der Blutdruck steigt und damit auch das Risiko für eine Gefäßschädigung. Bei Stress werden physiologischerweise die Sinne geschärft – eine dauerhafte Stressbelastung führt allerdings zu einer Überreizung der Sinne, die sich in Ungeduld, Konzentrationsstörungen und vermehrter Reizbarkeit äußern kann. Auch der Verdauungstrakt kann in Mitleidenschaft gezogen werden. Viele reagieren auf chronische Belastungen mit Verstopfung, andere wiederum mit Durchfall. Auch die Sexualfunktionen sind unter chronischem Stress häufig beeinträchtigt. Nicht selten führt eine dauerhaft bestehende Überforderung zu Depressionen und Burn-out-Syndrom, welches durch die totale körperliche und emotionale Erschöpfung charakterisiert ist.

Wie der Granatapfel hilft

Entspannen und den Alltag vergessen – noch nie war dieses Bedürfnis so stark ausgeprägt wie in der heutigen Zeit. Zahlreiche Wellness-Oasen setzen auf die wohltuenden Wirkungen von Pflanzenextrakten und Pflanzenölen. So werden viele Körpermassagen mithilfe solcher Körperöle (z. B. mit Granatapfelsamenöl in einer Mischung mit Jojobaöl oder Arganöl von 1:5) vorgenommen. Sie können diese Ölmischung auch zu

Ein Bad mit Granatapfelsamenöl ist die reinste Wohltat. |

Krankheiten und Symptome,
die sich mit Granatapfel
positiv beeinflussen lassen

Hause anwenden und Ihren Körper damit einreiben. Bei Stress werden im Körper vermehrt freie Radikale gebildet. Die im Granatapfel vorkommenden Polyphenole wirken als effiziente Antioxidantien. Bei Stress kann man z. B. auf Nahrungsergänzungsmittel ausweichen, die weitere Antioxidantien (z. B. Selen, Carotinoide) enthalten, um gegen die freien Radikale gewappnet zu sein.

Was Sie tun können

Achten Sie auf die »Work-Life-Balance« und ziehen Sie rechtzeitig die »Notbremse«. Üben Sie sich im »Neinsagen«. Versuchen Sie Ihren Perfektionismus zu zügeln – manchmal genügt es auch, sich mit einem bestimmten Ergebnis der aufgetragenen Arbeiten oder vorgenommenen Aktivitäten zu begnügen. Planen Sie bewusst regelmäßig in der Woche Zeit für sich alleine ein und nehmen Sie sich etwas vor, an dem Sie Freude haben.

Für den Körper die reinste Wohltat ist auch ein Bad mit Granatapfelsamenöl. Dazu geben Sie etwa 10 Tropfen Granatapfelsamenöl in eine Wanne und lassen heißes Wasser zulaufen. Genießen Sie nun ein feuchtigkeitsspendendes Vollbad und machen Sie es sich mit Kerzenduft, einem Glas Granatapfelsaft und einem schönen Buch in der Wanne gemütlich. Aber baden Sie nicht länger als 20 Minuten, sonst entzieht das Wasser der Haut zu viel Feuchtigkeit. Trocknen Sie sich danach nur vorsichtig ab und rubbeln Sie die Ölschicht auf Ihrem Körper nicht ab. Anschließend sollten Sie zum »Nachglühen« etwa eine Viertelstunde auf dem Sofa oder im Bett verbringen.

Krankheiten und Symptome,
die sich mit Granatapfel
positiv beeinflussen lassen

Übergewicht

In Deutschland ist jeder Vierte übergewichtig, jeder Fünfte sogar adipös (fettleibig, fettsüchtig) – Tendenz steigend. Dabei ist Übergewicht nicht gleich Übergewicht, denn die Fettverteilung spielt eine erhebliche Rolle. Am problematischsten ist das Bauchfett (viszerales Fett), es birgt das größte Krankheitsrisiko. Zu den Folgerisiken und -erkrankungen gehören Herz-Kreislauf-Erkrankungen, Diabetes mellitus, Krebs, Gelenkerkrankungen, Gallenleiden, Potenzstörungen und Schlaf-Atemstörungen (Apnoe-Syndrom).

Die Bekämpfung der überschüssigen Pfunde gilt daher als dringlichstes gesundheitsrelevantes Anliegen unserer Zeit. Zu den Risikofaktoren, welche ein übermäßiges Anhäufen der Speckrillen begünstigen, zählen Erbfaktoren, Bewegungsmangel und Fehlernährung. Untersuchungen haben gezeigt, dass das Abnehmen bei bestehendem Übergewicht ohne vermehrte sportliche Aktivität kaum machbar ist. Wer dauerhaft Pfunde verlieren möchte, sollte sein Ernährungsverhalten analysieren, sein Essverhalten ändern und sich mehr bewegen. Die üblichen Diäten alleine bringen keinen Erfolg.

Wie der Granatapfel hilft

Interessante neue Untersuchungen geben erste Hinweise darauf, dass der Granatapfelblattextrakt einen gewichtsregulierenden Effekt besitzt. Die Anwendung des Extraktes führte im Mäuseversuch trotz fettreicher, hochkalorischer Nahrung weder zu Übergewicht noch zu einer Fettstoffwechselstörung. Weitere Untersuchungen zeigten, dass der Granatapfel-

Krankheiten und Symptome,
die sich mit Granatapfel
positiv beeinflussen lassen

blattextrakt den Appetit drosselt und die Aktivität fettspaltender Enzyme hemmt, wodurch auch die Fettaufnahme gemindert wird. Man darf hier auf weitere Ergebnisse aus der Forschung gespannt sein.

Was Sie tun können

Vergessen Sie sämtliche Diäten. Das einzige, dauerhaft Erfolg versprechende Losungswort lautet: Ernährungsumstellung. Überprüfen Sie Ihren täglichen Essensplan und notieren Sie die Lebensmittel, die vermutlich das »Hüftgold« begünstigen. Schränken Sie die leicht verfügbaren Kohlenhydrate (z. B. Kuchen, Süßigkeiten, Weißmehlprodukte) ein und setzen Sie vermehrt auf Ballaststoffe, Gemüse und Obst. Bauen Sie eiweißhaltige Lebensmittel in Ihren Speiseplan ein – sie machen besser satt als Kohlenhydrate und Fette und wirken dem Abbau von Muskeleiweiß entgegen.

Üben Sie sich in flexibler Verhaltenskontrolle und seien Sie nicht zu streng mit sich, wenn Sie Ihre Vorsätze einmal nicht einhalten und doch wieder »sündigen«. Leben Sie nicht nach dem Motto »Jetzt ist es auch schon egal«, sondern versuchen Sie, Ihre Grundmotivation zum Gewichtsabbau beizubehalten, auch wenn Sie gegen eine Essensregel verstoßen haben. Und schließlich denken Sie daran: Durch Sport erhöhen Sie die Anzahl der »Verbrennungszentralen« (Mitochondrien) in den Muskeln – damit geht das Abnehmen leichter.

Krankheiten und Symptome,
die sich mit Granatapfel
positiv beeinflussen lassen

Wechseljahresbeschwerden

Hitzewallungen, Schweißausbrüche, nervöse Störungen und depressive Verstimmungen – zwei Drittel aller Frauen sind von diesen Begleiterscheinungen der Wechseljahre betroffen. Die Ursache für diese Beschwerden ist in der schwindenden Östrogenproduktion der Eierstöcke begründet. Da die Östrogene im Körper eine Reihe wichtiger Funktionen wahrnehmen, ist der Mangel an diesen Hormonen häufig mit Konsequenzen für die Frau verbunden: Das Risiko für Herz-Kreislauf-Erkrankungen steigt an, die Gefahr für die Osteoporose nimmt zu, es kommt zu Stimmungsschwankungen, und schließlich hat auch noch die Haut ihre liebe Not mit dem Hormonschwund. Sie neigt zu Trockenheit und zur Faltenbildung.

Immer mehr Frauen greifen in dieser Situation auf die in Pflanzen vorkommenden Hormone (»Phytoöstrogene«) zurück, die bei Wechseljahresbeschwerden eine ausgleichende und lindernde Wirkung entfalten können. Solche Phytoöstrogene finden wir z. B. in Soja, Rotklee, Leinsamen, aber auch im Granatapfelsamenöl.

Wie der Granatapfel hilft

Im Granatapfel (vor allem in den Samen) sind hormonartige Stoffe enthalten, die von der Struktur her den körpereigenen Östrogenen ähneln (steroidale Phytoöstrogene), und weitere, die auch eine hormonartige Wirkung entfalten können, aber anderen Strukturen (nichtsteroidale Phytoöstrogene) zugeordnet werden. Besonders bemerkenswert ist das Vorkommen an Östron, einem den Östrogenen zugeordneten Pflanzen-

*Krankheiten und Symptome,
die sich mit Granatapfel
positiv beeinflussen lassen*

hormon. Es kommt im kaltgepressten (!) Granatapfelsamenöl in einer Konzentration von bis zu 17 mg/kg Trockengewicht vor. Damit besitzen die Samen des Granatapfels eine Alleinstellung – zumindest ist derzeit keine andere Pflanze bekannt, die vergleichbare oder höhere Anteile an diesem Phytoöstrogen enthält.

Die im Granatapfelsamenöl vorkommenden Pflanzenhormone können eine harmonisierende Wirkung auf den Hormonhaushalt ausüben und dabei helfen, Wechseljahresbeschwerden zu lindern. In einer Anwendungsbeobachtung mit Frauen zwischen 30 und etwa 60 Jahren wurde die Wirkung des Granatapfelsamenöls bei den typischen Begleiterscheinungen der hormonellen Veränderungen (Hitzewallungen, Stimmungsschwankungen, trockene Haut u. a.) untersucht. Etwa zwei Drittel der teilnehmenden Frauen berichteten über eine Verbesserung ihrer Beschwerden bei guter Verträglichkeit der Granatapfelsamenöl-Kapseln.

Die positiven Wirkungen des Samenöls auf die Haut und die Schleimhäute werden nicht nur auf die Pflanzenhormone, sondern auch auf die in den Samen vorkommenden, wertvollen Fettsäuren zurückgeführt, die der Hauttrockenheit und Hautalterung entgegenwirken.

Interessant ist in diesem Zusammenhang die Anwendung von Zäpfchen, die Granatapfelsamenöl enthalten und für den Scheidenbereich bei mangelnder Feuchtigkeit (Scheidentrockenheit) gedacht sind. Innerhalb einer halben Stunde lösen sich die Zäpfchen auf und erhöhen das Gleitvermögen, was bei wechseljahresbedingten Beschwerden beim Sexualverkehr hilfreich sein kann (Bezugsquelle im Anhang).

*Der Granatapfel ist Symbol der Weiblichkeit und
der Fruchtbarkeit.*

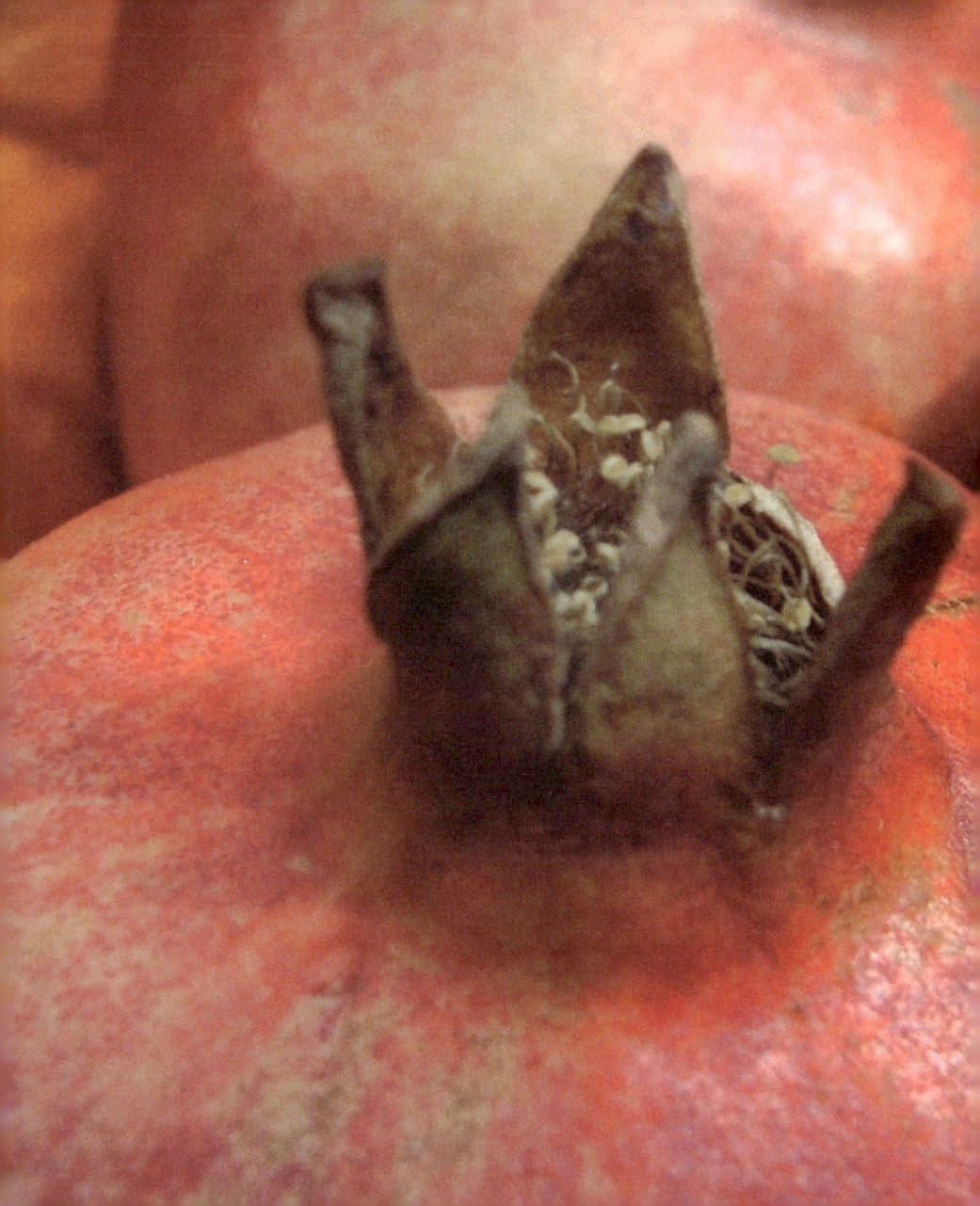

Krankheiten und Symptome,
die sich mit Granatapfel
positiv beeinflussen lassen

Was Sie tun können

Nutzen Sie diese Lebensphase und nehmen Sie sich mehr Zeit für sich selbst. Eine Frau in den Wechseljahren ist in der heutigen Zeit »im besten Alter«. Sie können sich also noch viel vornehmen. Achten Sie auf eine ausgewogene, vollwertige Ernährung mit viel frischer, vitalstoffreicher Kost und sorgen Sie für eine ausreichende Zufuhr an Kalzium (am besten in Kombination mit Vitamin D). Unterstützen Sie Ihr »Nervenkostüm« mit B-Vitaminen, die z. B. in Fisch, Ei, Milchprodukten und Blattsalaten enthalten sind. Für Bewegung ist es nie zu spät – beginnen Sie mit regelmäßigen Spaziergängen, mit Gymnastik, Radfahren, Schwimmen oder anderem Ausgleichssport. Das tut Knochen, Gelenken und dem Herz-Kreislauf-System gut und hilft bei Gewichtsproblemen.

Verträglichkeit des Granatapfels

Der Granatapfelbaum bzw. -strauch wird seit Tausenden von Jahren von der Menschheit angepflanzt und seine Früchte geschätzt und verzehrt. Man kann davon ausgehen, dass es sich hier um eine gut verträgliche Frucht handelt, ansonsten wäre seine Kultivierung im Verlauf der Geschichte sicherlich verloren gegangen. Grundlegend sind natürlich, wie bei allen anderen Lebensmitteln auch, allergische Reaktionen mit Sicherheit nicht auszuschließen, obgleich diese im Fall des Granatapfels selten bekannt sind.

Sollten Sie zu den fruchtempfindlichen Allergikern gehören, so ist es ratsam, vielleicht zuerst einmal einen Hauttest durchzuführen. Geben Sie dazu einen Tropfen Saft auf die Innenseite Ihres Unterarms und reiben Sie diesen gut ein. Neigen Sie zu allergischen Hautreaktionen, so müsste diese in Form einer Hautirritation (Rötung, Quaddelbildung oder Schwellung) sichtbar werden.

In einem Tierversuch hat man den Gerbstoff Punicalagin aus dem Granatapfel isoliert und ihn in einer sehr hohen Konzentration, wie er vom Menschen durch den Verzehr von Granatapfelsaft kaum zu realisieren ist, verfüttert. Anschließend hat man die inneren Organe (Leber, Niere) der Tiere untersucht und diverse Blutparameter bestimmt. Im Vergleich zu den Kontrolltieren konnte man keinerlei nachteilige Wirkungen beobachten.

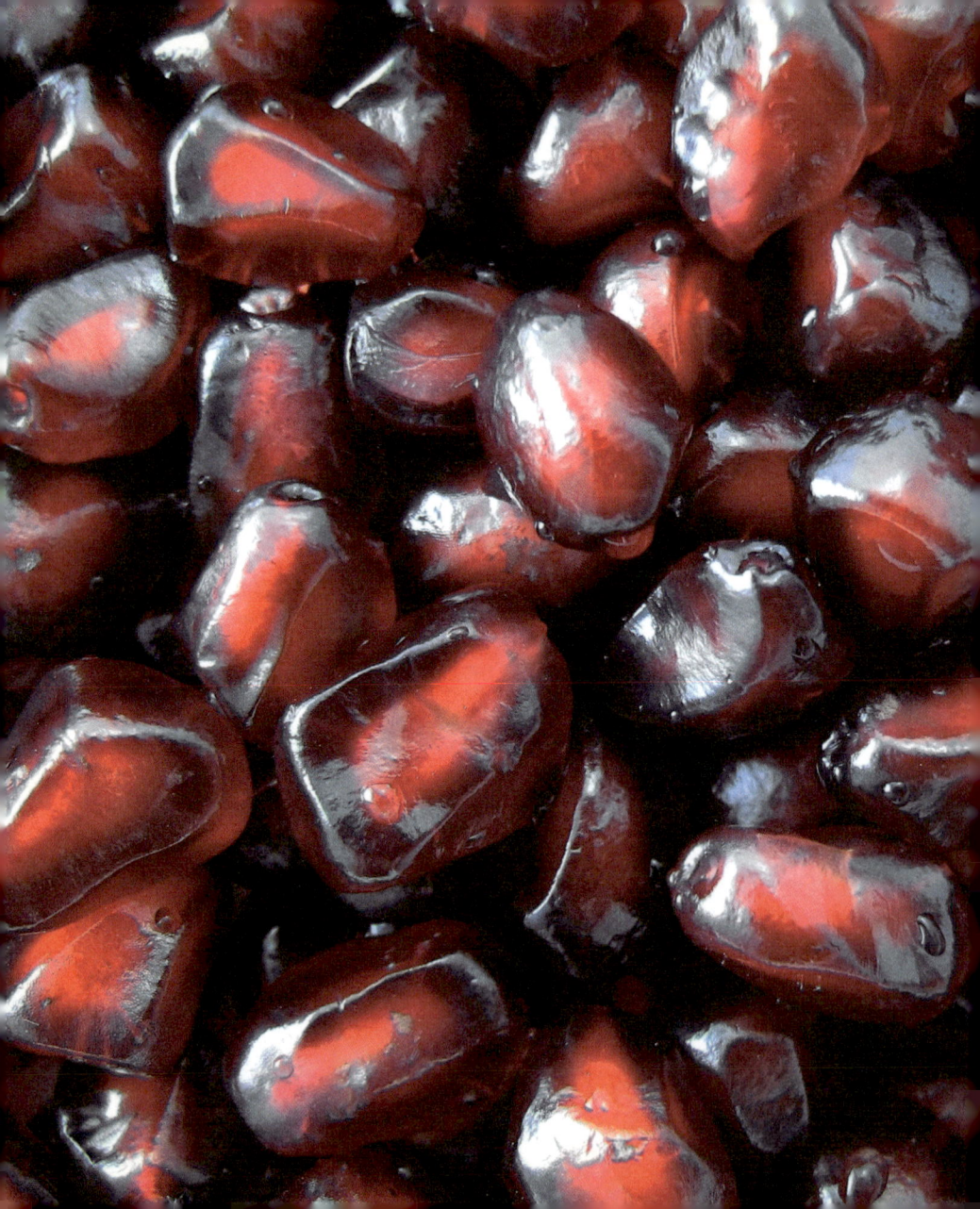

Wechselwirkungen des Granatapfels mit Arzneimitteln

Der Granatapfelsaft kann möglicherweise Wechselwirkungen mit bestimmten medikamentösen Wirkstoffen eingehen, wenngleich diese bei Weitem nicht so stark ausgeprägt sind wie jene vom Grapefruitsaft mit Arzneimitteln. Wechselwirkungen können eine Abschwächung oder eine Verstärkung der Arzneimittelwirkungen zur Folge haben. Bei folgenden Medikamenten wird ein solcher Einfluss, aufgrund von Erfahrungen aus Tierversuchen (nicht am Menschen) in Betracht gezogen, wobei im Einzelnen nicht gesagt werden kann, in welche Richtung (abschwächend oder verstärkend) die Einflussnahme geht. Zu diesen Arzneimitteln gehören

- Medikamente bei Epilepsie
- Medikamente bei Herzrhythmusstörungen
- Medikamente bei Fettstoffwechselstörungen
- Medikamente zur Unterdrückung der Immunantwort
- Medikamente für die Blutgerinnung

Sicherlich sind die Erkenntnisse in diesem Zusammenhang noch unzureichend. Andererseits ist gerade auch bei Krebsmedikamenten eine mögliche Verbesserung der Wirkung der angewendeten Mittel im Gespräch. So können z. B. bestimmte Inhaltsstoffe des Granatapfels Zytostatikaresistenzen entgegenwirken. Auch bei Antibiotika (z. B. Tetracyklin, Chloramphenicol, Ampicillin) ist derzeit eine Wirkungsverstärung durch Granatapfelzubereitungen im Gespräch. Weitere Untersuchungen hierzu stehen allerdings noch aus. Im Zweifelsfall besprechen Sie die Vorgehensweise bitte mit Ihrem Arzt.

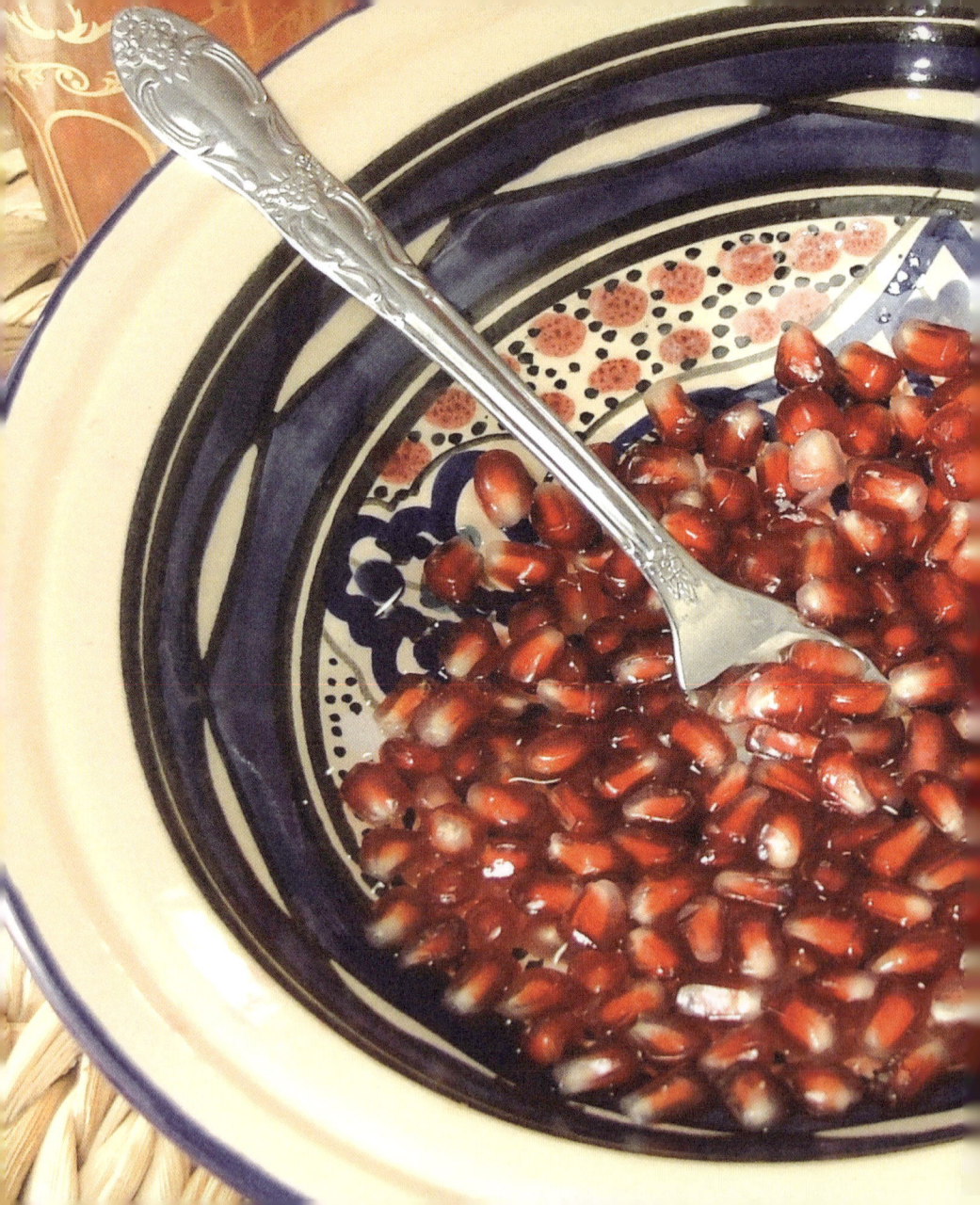

Rezepte mit Granatapfel und Grenadine-Sirup

Alle Rezepte sind (wenn nicht anders vermerkt) für zwei bis drei Personen berechnet. Die verwendeten Granatäpfel sollen reif sein. Wie Sie die Früchte am besten öffnen, haben Sie im Kapitel »Vorsicht Saft« (S. 17) gelesen. Bitte denken Sie daran, dass der Granatapfelsaft hartnäckige Flecken auf der Tischwäsche und der Kleidung hinterlässt. Ich empfehle Ihnen unbedingt eine Schürze! Achten Sie darauf, dass Sie nur die Kerne und nicht die weißen Samentrennwände verwenden, denn Letztere schmecken bitter.

Im Folgenden finden Sie Rezepte mit Granatapfel oder Granatapfelprodukten (wie Grenadine), die einerseits dem Anspruch der einfachen Alltagsküche, andererseits aber auch der aufwendigeren Festtagsküche genügen. Und nun wünsche ich Ihnen einen guten Appetit bei den köstlichen Rezepten mit der paradiesischen Frucht, die ich für Sie zusammengetragen habe.

Alle Rezepte sind (wenn nicht anders vermerkt) für
2–3 Personen berechnet.

Getränke

Granatapfel-Powerdrink

- 1/4 l frisch gepressten Orangensaft
- 1/4 l frisch gepressten Karottensaft
- 1/4 l Granatapfelsaft

Mischen Sie die frisch gepressten Säfte (elektrische Saftpresse) mit dem Granatapfelsaft und rühren Sie den Powerdrink um. Am besten nicht lange stehen lassen, sondern schnell trinken.

Cooler Driver-Drink
Pro Person

- 20 ml Grenadine-Sirup
- 80 ml Orangensaft
- 80 ml Ananassaft
- Eiswürfel

Einige Eiswürfel mit den flüssigen Zutaten in den Shaker geben und kräftig durchschütteln. Die Mischung durch das Barsieb in ein Longdrinkglas abgießen und weitere Eiswürfel hinzufügen.

Exotischer Durstlöscher

Pro Person

- 50 ml Pfirsichsaft
- 50 ml Maracujanektar
- 1 Spritzer Limettensaft
- 20 ml Granatapfel-Elixier

Zutaten mischen und eisgekühlt servieren.

Happy Day

Pro Person

- 50 ml Orangensaft
- 25 ml Aprikosensaft
- 20 ml Granatapfelsaft
- 2 ml Grenadine-Sirup
- 1 Spritzer Zitrone
- Eiswürfel

Alle Zutaten im Shaker mit einigen Eiswürfeln mischen, gut schütteln, durch ein Barsieb geben und in einem Longdrinkglas auf Eis servieren.

Ingwer-Martini mit Granatapfelsaft

Pro Person

- 1 TL Akazienhonig
- 1 Stück Ingwer
- 1 Schuss Gin
- 20 ml Noilly Prat oder einen anderen Wermut
- 10 ml Granatapfelsaft
- 1 Spritzer Zitronensaft
- Eiswürfel
- Etwas kaltes Wasser

Honig mit 3 Esslöffeln kaltem Wasser verrühren. Ingwerstück schälen und sehr fein hacken. Ingwer mit verdünntem Honig im Shaker mit einem Stößel zerdrücken. Anschließend den Gin, den Wermut, den Granatapfelsaft und den Spritzer Zitronensaft dazugeben und alles gut schütteln. In Martini-Gläsern auf Eis servieren.

Granatapfel-Prosecco

Pro Person

- 1 Glas Prosecco
- Etwa 10 ml Granatapfel-Elixier

Prosecco mit einem Schuss eisgekühltem Granatapfel-Elixier aufgießen. Fertig!

Kentucky Blizzard

Pro Person

- 30 ml Bourbon Whiskey
- 30 ml Preiselbeersaft
- 10 ml Limettensaft
- 10 ml Grenadine-Sirup
- 5 g Zucker
- Eiswürfel

Whiskey, Säfte und Grenadine-Sirup mit einem Teelöffel Zucker zusammen mit 1–2 zerstoßenen Eiswürfeln in den Shaker geben und schütteln. Ein Longdrinkglas mit Eiswürfeln füllen und die Mischung dazugeben.

Tequila Sunrise

Pro Person

- 40 ml weißer Tequila
- 30 ml Grenadine-Sirup
- Orangensaft
- Eiswürfel

Eiswürfel in ein Longdrinkglas füllen und Tequila zugeben. Mit Orangensaft bis etwa 3 cm unter dem Glasrand auffüllen. Grenadine-Sirup langsam einfüllen und aufpassen, dass sich der Orangensaft und der Grenadine-Sirup nicht vermischen.

Sex on the Beach

Pro Person

- 10 ml Wodka
- 10 ml Gin
- 10 ml Pfirsichlikör
- 10 ml Zitronensaft
- 10 ml Limettensaft
- 6 ml Grenadine-Sirup
- 50 ml Maracujasaft
- 25 ml Orangensaft
- Eiswürfel

Alle Zutaten in einem Barmixer vermischen, gut schütteln und auf Eis im Glas servieren.

Vorspeisen, Beilagen und kleine Gerichte

<u>Feine winterliche Linsensuppe</u>

1 Granatapfel
1 Zwiebel
Etwas Öl
150 g rote Linsen
1/2–1 TL Currypulver
450 ml Gemüsebrühe
350 ml Orangensaft
Salz, Pfeffer
2 EL Crème fraîche

Den Granatapfel öffnen und von einer Hälfte die Kerne herauslösen. Die andere Hälfte auf der Zitronenpresse entsaften. Saft auffangen und beiseite stellen. Kerne ebenfalls aufheben. Nun die Zwiebel fein hacken und in Öl glasig dünsten. Linsen und Currypulver zugeben, kurz mitdünsten und anschließend die Gemüsebrühe, den Orangensaft und den Granatapfelsaft hinzufügen. Zugedeckt etwa 15 Minuten köcheln lassen. Dazwischen immer wieder umrühren. Suppe mit dem Pürierstab fein pürieren und mit Salz und Pfeffer abschmecken. Anschließend mit der Crème fraîche und den Granatapfelkernen dekorieren und heiß servieren.

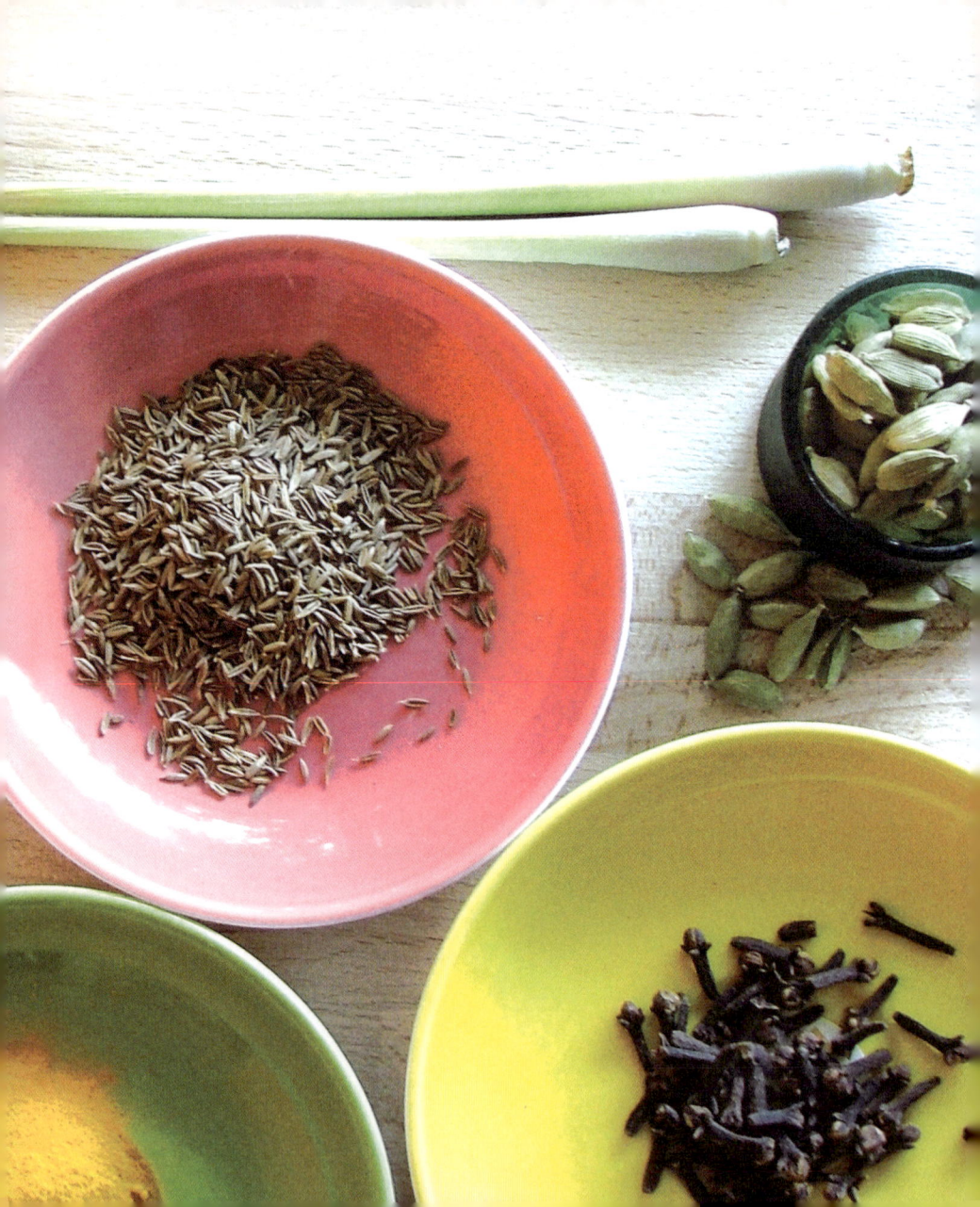

Aloo Anardana

Ein Rezept aus Indien. Anardana bekommen Sie in gut sortierten Geschäften für asiatische Lebensmittel.

700 g Kartoffeln
1/4 Tasse Butterschmalz (Ghee)
3–4 ganze rote Chilischoten
1/4 TL Kurkuma
1/2 TL Koriander, gemahlen
3/4 TL Kreuzkümmel, gemahlen
1/2 TL Chili, gemahlen
1 1/2 TL Salz
1/2 Tasse Anardana (getrocknete Granatapfelkerne), fein gemahlen

Die Kartoffeln kochen, bis sie weich sind. Wenn sie vollständig abgekühlt sind, in etwa 2–3 cm große Stücke schneiden. Das Butterschmalz in einem Wok (alternativ geht auch ein Topf) erhitzen und die ganzen roten Chilis anbraten, bis sie ihre Farbe verändern. Das dauert nur ein paar Sekunden. Die Kartofeln hinzufügen und goldbraun braten. Zum Schluss die Gewürze mit den gemahlenen Granatapfelkernen untermischen, sodass alle Kartoffeln mit den Gewürzen bedeckt sind. Noch ein paar Minuten weiter braten und heiß servieren.

Geflügelpastete mit Granatapfelgelee

Für das Gelee

- 1 Granatapfel
- 1 Bund Thymian
- 4 Blatt rote Gelatine
- 1–2 EL Zucker
- 250 ml Granatapfelsaft

Für die Pastete

- 300 g Geflügelleber
- 300 g Putenbrustfilet
- Butter zum Anbraten
- 1 Eiweiß
- 40 ml Noilly Prat oder Cognac
- 75 g weiche Butter
- 100 g Sahne
- 100 g Crème fraîche
- 1 EL Pistazien
- Salz, Pfeffer

Granatapfel öffnen, Kerne mit einem Löffel herauslösen und auf die Seite stellen. Thymian waschen, trocknen und Blättchen abzupfen. Gelatine in Wasser einweichen. Dann 1/2 Teelöffel Thymianblättchen mit dem Zucker und dem Granatapfelsaft mischen und auf dem Herd erwärmen. Die ausgedrückte Gelatine zur Granatapfelsaftmischung geben und die Gelatine darin auflösen (nicht mehr erhitzen). Anschließend einen flachen

Teller mit Klarsichtfolie auslegen, die Mischung hineingießen und kalt stellen, bis die Masse geliert ist.

Inzwischen die Leber und die Putenbrust abbrausen und mit einem Küchenkrepp trocken tupfen. Die Hälfte der Fleischstücke in Butter anbraten und auf die Seite stellen. Die übrigen Leber- und Putenstücke in feine Würfel schneiden und mit dem Eiweiß und dem Noilly Prat (bzw. Cognac) zusammen vermischen und 10 Minuten tiefkühlen. Dann alles fein pürieren (eventuell mit einem Pürierstab) und nach und nach die weiche Butter zusammen mit der Sahne und der Crème fraîche untermengen. Den Großteil der Granatapfelkerne hinzufügen (ein paar zur Dekoration aufbewahren) und die Pistazien untermischen. Mit den Thymianblättern, Salz und Pfeffer abschmecken. Den Elektro-Backofen auf 200 °C vorheizen.

Nun eine Terrinenform (1 Liter Inhalt) mit Butter fetten. Die Hälfte der Geflügel-Sahnecreme in die Form streichen. Die Fleischstücke darauf verteilen und mit der restlichen Creme auffüllen. Form mit Deckel (ersatzweise Alufolie) abdecken und in eine mit warmem Wasser gefüllte Fettpfanne in den vorgeheizten Backofen stellen. Anschließend etwa 40–50 Minuten garen, herausnehmen und abkühlen lassen.

Das Granatapfelgelee vom Teller stürzen und fein würfeln. Die erkaltete Pastete vorsichtig aus der Terrinenform stürzen und in Scheiben schneiden. Auf Tellern arrangieren und mit den gewürfelten Geleestücken garnieren. Die zurückbehaltenen Granatapfelkerne darauf verteilen.

Als Beilage empfiehlt sich ein toskanisches Landbrot oder ein französisches Baguette.

Brie mit Granatapfelkompott

- 1 Granatapfel
- 1 EL Walnusskerne
- 1 EL Cashewkerne
- 2 Birnen
- 1 TL Zitronensaft
- 1/2 Chilischote
- 1 Zweig Rosmarin
- 1 TL Olivenöl
- 2 EL Wasser
- 2 TL Honig
- Pfeffer, frisch gemahlen
- 150 g Brie (Raumtemperatur)

Den Granatapfel öffnen und die Kerne herauslösen. Die Nüsse grob hacken. Die Birnen waschen, halbieren, in Scheiben schneiden und mit Zitronensaft beträufeln. Die Chilischote hacken, den Rosmarinzweig abbrausen und die Nadeln abzupfen. Das Olivenöl in der Pfanne erhitzen und die Birnen, zusammen mit den Chilistreifen und dem Rosmarin, bei milder Hitze kurz anschmoren. Dann mit dem Wasser ablöschen und bei geschlossenem Deckel für weitere 2–3 Minuten garen. Nun die Granatapfelkerne mit den Nüssen und dem Honig untermischen. Mit frisch gemahlenem Pfeffer abschmecken.

Den wohltemperierten Brie in Scheiben schneiden, auf Teller verteilen und zusammen mit dem Granatapfelkompott anrichten.

Dazu passt ein frisches französisches Weißbrot.

Kohlrabisalat mit Tintenfisch und Granatapfelsoße

Für den Salat

1 Kohlrabi
1 Apfel
2 EL Balsamico-Essig
3 EL Orangensaft
Salz, Koriander (gemahlen)
100 g Crème fraîche
2 EL Walnussöl
100 g Romana-Salatherzen

Für die Soße

1 Granatapfel
150 g Ziegenfrischkäse
100 g Crème fraîche
2 EL Walnussöl (ersatzweise anderes Pflanzenöl)
Salz, Pfeffer
2 TL Zucker

250 g tiefgekühlte Tintenfischringe
Fett zum Ausbacken

Kohlrabi schälen, waschen und in feine Streifen schneiden. Den Apfel waschen, halbieren, entkernen und in feine Scheiben schneiden. Aus dem Balsamico-Essig, dem Orangensaft, Salz, Koriander, Crème fraîche und dem Öl das Dressing zubereiten.

Die Kohlrabistreifen im Topf kurz (etwa 3 Minuten) in wenig Salzwasser kochen, anschließend herausnehmen, abtropfen lassen und mit dem Dressing und den Apfelscheiben vermengen. Die Salatherzen putzen, waschen, die Blätter in mundgerechte Stücke zerteilen und beiseite stellen.

Nun für die Granatapfelsoße den Granatapfel öffnen und die Kerne herauslösen. Diese dann pürieren (Stabmixer) und durch ein Sieb streichen. Den Ziegenkäse mit der Crème fraîche und dem Walnussöl glatt rühren und unter das Granatapfelkernpüree mischen. Mit Salz, Zucker und etwas Pfeffer abschmecken.

Die Tintenfischringe nach Vorschrift in heißem Fett ausbacken. Nun den Romanasalat mit den marinierten Kohlrabistreifen und den ausgebackenen Tintenfischringen anrichten und die Granatapfelsoße dazu reichen.

Granatapfel-Dressing

- 1 Salat (Eisberg-, Eichblatt- oder jeder andere grüne Salat)
- 1 Granatapfel
- 5 EL Himbeeressig
- 1 Prise Salz
- 4 EL Grenadin-Sirup
- 1/2 TL Senf, extrascharf
- 4 EL Sonnenblumenöl

Den Salat waschen. Den Granatapfel öffnen, die Kerne herauslösen und beiseite stellen. Alle Zutaten, außer den Granatapfelkernen, in ein verschließbares Glas füllen. Kräftig schütteln und über den Salat gießen. Die Granatapfelkerne nach Belieben darüberstreuen. Wer es mag, kann die Soße mit dem aufgefangenen Granatapfelsaft etwas verlängern.

Feldsalat mit Ziegenkäse und Granatapfel

300 g Feldsalat
1 Granatapfel
1 Ziegenkäserolle
4–6 Baguettescheiben
1/8 l Balsamico-Essig
2–3 EL Olivenöl
1/2 TL Honig
Salz, Pfeffer

Den Backofen auf 200 °C (Ober- und Unterhitze) vorheizen. Feldsalat putzen und waschen. Granatapfel öffnen und die Kerne herauslösen. Von der Ziegenkäserolle 4–6 etwa 1–2 cm dicke Scheiben abschneiden. Nun das Baguette jeweils mit einer Käsescheibe belegen und für etwa 5–8 Minuten in einer Auflaufform in den vorgeheizten Backofen schieben.
In der Zwischenzeit aus Balsamico-Essig, Olivenöl, Honig, Salz und Pfeffer eine Vinaigrette zubereiten. Den Feldsalat portionsweise auf Tellern anrichten, die Vinaigrette darübergeben und mit den Granatapfelkerne bestreuen. Anschließend die heißen Baguettescheiben mit dem Käse am Tellerrand verteilen.

Fruchtiger Möhrensalat mit Granatapfel

300 g Möhren
1 Granatapfel
1/2 Ananas (ersatzweise Ananasstücke aus der Dose)
1–2 EL Honig
1 EL Zitronensaft
3 EL Walnussöl (ersatzweise ein anderes pflanzliches Öl)
Salz, Pfeffer
2 TL Pinienkerne

Die Möhren schälen und auf einer Reibe (oder mit einem elektrischen Gerät) klein raspeln. Die Schale des Granatapfels einritzen und die Frucht halbieren. Die eine Hälfte auf der Zitronenpresse entsaften und den Saft beiseite stellen. Aus der anderen Hälfte die Kerne herauslösen und aufbewahren. Nun die Ananas schälen, den Strunk herausschneiden und das Fruchtfleisch in mundgerechte Stücke schneiden. Für das Dressing den Honig, den Zitronensaft und das Öl verrühren. Mit Salz und Pfeffer abschmecken. Die geraspelten Möhren, die Granatapfelkerne und die Pinienkerne mischen und das Dressing dazugeben. Den Salat kühl stellen und für eine halbe Stunde durchziehen lassen. Anschließend zusammen mit ein paar Kräutern (z. B. Basilikum- oder Salbeiblättchen) dekorativ anrichten und servieren.

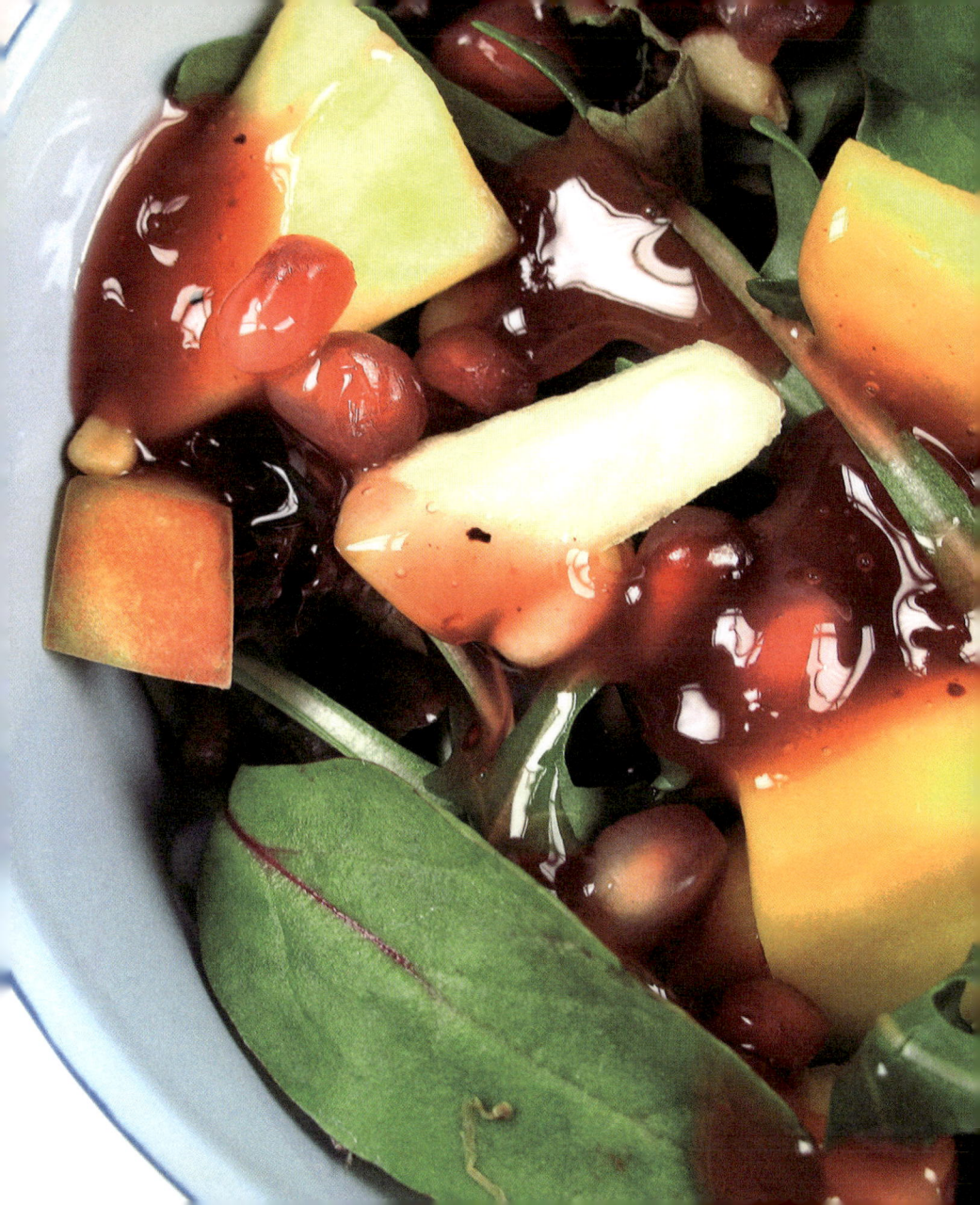

Sommerlicher Blattsalat mit Früchten

2 Hähnchenbrustfilets

150 g Hühnerbrühe

Salz, Pfeffer

1 Kopf Friséesalat

1 Granatapfel

200 g Himbeeren

1 Pfirsich oder 2 kleine Aprikosen

1 Schalotte

3 EL Himbeeressig

3 EL Sesam- oder Walnussöl

1 TL Honig

Hähnchenbrustfilets abbrausen und mit Küchenkrepp trocken tupfen. Die Hühnerbrühe kurz aufkochen, die Fleischstücke hineinlegen und zugedeckt bei kleiner Hitze etwa 15 Minuten garen. Anschließend das Fleisch aus der Brühe nehmen, von beiden Seiten salzen und pfeffern und beiseite stellen.

In der Zwischenzeit den Salat putzen und waschen. Den Granatapfel öffnen und die Kerne vorsichtig herauslösen. Himbeeren vorsichtig im Sieb abbrausen und mit Küchenkrepp trocken tupfen. Pfirsich oder Aprikosen waschen, halbieren, vom Stein lösen und das Fruchtfleisch in dünne Spalten schneiden.

Nun die Schalotte schälen, klein würfeln und zusammen mit dem Himbeeressig, dem Öl, Salz, Pfeffer und Honig ein Dressing zubereiten. Die Hähnchenbrust in Streifen oder Würfel schneiden und mit den Fruchtspalten und den Granatapfelkernen mischen. Diese Mischung vorsichtig unter den Friséesalat heben und verteilen. Zum Schluss die Himbeeren unterheben.

Marinierte Früchte mit Granatapfel
Die marinierten Früchte sind eine hervorragende Beilage zu Fleisch (z. B. Lamm, Wild).

2 Granatäpfel
1 reife Mango
1 reife Papaya
2 kleine grüne Chilischoten
3 Limetten
80 g Zucker
3 Stück Sternanis

Granatäpfel öffnen und Kerne herauslösen. Heraustretenden Saft auffangen und aufbewahren. Die Mango schälen, das Fruchtfleisch vom Kern lösen und in dünne Scheiben schneiden. Die Papaya schälen, die Kerne entfernen und das Fruchtfleisch in dünne Scheiben schneiden. Die Chilischoten waschen und quer in kleine Scheiben schneiden. Die Limetten auspressen und den Saft aufbewahren.
Nun das Fruchtfleisch der Mango und Papaya zusammen mit den Granatapfelkernen und den Chilischeiben in ein heiß ausgespültes Glas schichten. Den Limettensaft zusammen mit dem Granatapfelsaft, dem

Zucker und dem Sternanis kurz aufkochen und noch heiß in das Glas über das Fruchtfleisch gießen. Das Glas anschließend auf den Kopf stellen, damit es luftdicht schließt. Das abgekühlte Glas im Kühlschrank aufbewahren und in den nächsten Tagen verwenden.

Fruchtiger Granatapfelketchup

1 Granatapfel
100 g Johannisbeeren
50 g brauner Zucker
40 g Ingwer
4 EL Himbeeressig (ersatzweise Rotweinessig)
2 EL Tomatenmark
150 g Tomatenketchup

Granatapfel öffnen und die Kerne herauslösen. Johannisbeeren waschen und die Beeren von den Rispen lösen. Den Zucker im Topf auf dem Herd schmelzen und karamellisieren lassen. Den Ingwer fein hacken, mit den Granatapfelkernen und den Johannisbeeren mischen und in den Topf zum karamellisierten Zucker geben. Sofort mit dem Himbeeressig ablöschen. So lange köcheln lassen, bis sich der Zucker ganz aufgelöst hat und die Beeren aufgeplatzt sind. Das Tomatenmark und den Ketchup dazugeben und die Mischung nochmals kurz aufkochen. Danach abkühlen lassen, in ein sauberes Schraubglas füllen und im Kühlschrank aufbewahren (hält sich wenige Tage).

Rotkraut mit Granatapfel

- 1 Rotkohl (etwa 300–400 g)
- 1 Granatapfel
- 1 Orange
- 1 EL Rotweinessig
- 2 Sternanis
- Salz, Pfeffer
- Zimt, Zucker
- 1 EL Johannisbeergelee

Rotkohl vorbereiten und in feine Streifen schneiden. Den Granatapfel öffnen und die Kerne vorsichtig herauslösen. Orange dünn abschälen und Schale beiseite stellen. Rotkrautstreifen zusammen mit dem Rotweinessig, den Orangenschalen, dem Sternanis, Salz und Pfeffer und etwas Wasser im Topf erhitzen. Mit Zimt und etwas Zucker abschmecken. Nach etwa 10–15 Minuten Johannisbeergelee und Granatapfelkerne hinzufügen, umrühren und nochmals kurz erhitzen.
Dazu passt ein Wildgericht.

Gebratener Fenchel mit Granatapfel

- 2 Fenchelknollen
- 4 EL Olivenöl
- 4 EL Balsamico-Essig
- 2 TL Honig
- Salz, Pfeffer, Kreuzkümmel

1 Granatapfel
1 Stück Parmesan

Die Fenchelknollen halbieren, vom Strunk befreien und in dünne Scheiben schneiden. Aus 2 Esslöffeln Olivenöl, dem Balsamico-Essig, dem
Honig, Salz, Pfeffer und etwas Kreuzkümmel eine Marinade zubereiten.
Den Granatapfel öffnen und die Kerne herauslösen.
Die Fenchelscheiben im restlichen Olivenöl bei milder Hitze anbraten,
bis sie leicht braun werden. Anschließend die Fenchelscheiben auf vorgewärmten Tellern anrichten und mit der Marinade beträufeln. Die Granatapfelkerne darauf verteilen und mit gehobelten Parmesanspänen bestreuen.
Dazu passt ein toskanisches Weißbrot.

Feiner Nudelsalat mit Granatapfel

200 g Nudeln (z. B. Farfalle)
1 Granatapfel
8 Walnüsse
150 g Radicchio
1 rote Zwiebel
Olivenöl
Zitronensaft
Salz, Pfeffer
2 TL Pinienkerne
150 g Roquefort

Die Nudeln in Salzwasser nach Vorschrift kochen. Den Granatapfel öffnen und die Kerne herauslösen. Die Nüsse öffnen und hacken. Den Radicchio putzen und die Blätter klein schneiden. Die Zwiebel schälen und in feine Ringe schneiden. Granatapfelkerne, Radicchio und die Zwiebel in einer Schüssel mischen. Nun aus dem Olivenöl, dem Zitronensaft, Salz und Pfeffer das Dressing zubereiten. Die Nudeln abgießen und vorsichtig mit der Radicchio-Granatapfelkern-Mischung vermengen. Dressing dazugeben und die Walnüsse unterheben. Den Salat auf Tellern anrichten und mit den Pinienkernen und dem zerbröckelten Roquefort servieren.

Couscous mit Granatapfelkernen

1 Granatapfel
120 g Couscous
1/2 Stange Zimt
Salz, Pfeffer
4 getrocknete Aprikosen
1 TL weiche Butter
1 EL gehackte Petersilie

Den Granatapfel öffnen und die Kerne herauslösen. Etwa 150 ml Wasser zum Kochen bringen, Couscous und die Zimtstange dazugeben, vom Herd nehmen und 3 Minuten zugedeckt quellen lassen. Mit Salz und Pfeffer abschmecken. Aprikosen klein schneiden bzw. würfeln. Zum Schluss die Butter, die Aprikosenstücke, die Granatapfelkerne und die Petersilie unter den Couscous mischen.

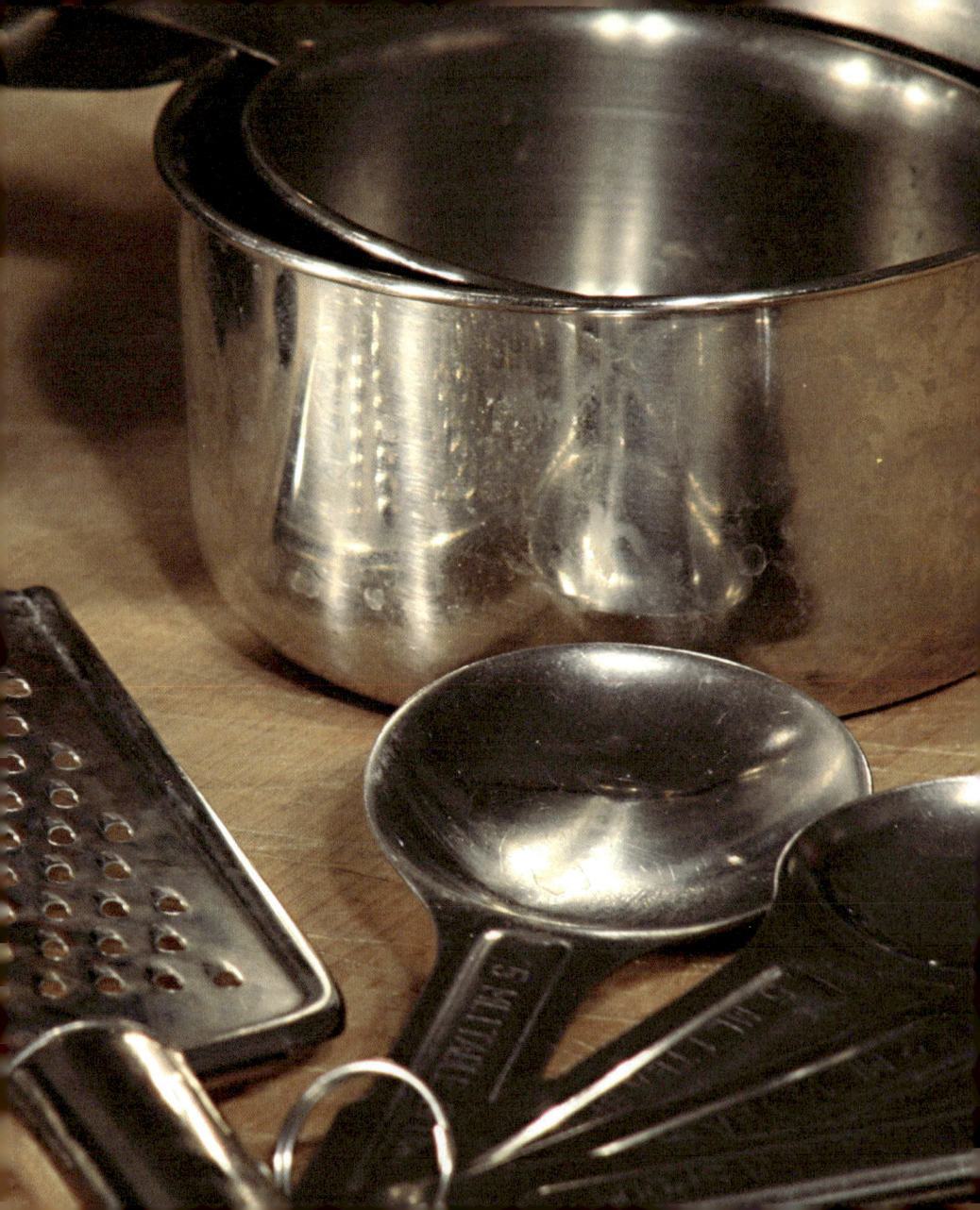

Hauptspeisen

Putenbrust mit Granatapfel und Walnüssen

2–3 Putenbrüste
Fett zum Anbraten (z. B. Kokosfett, Butterschmalz)
Salz, Pfeffer, Curry
1/8 l Granatapfelsaft
1/8 l Hühnerbrühe
200 g Walnüsse, gehackt
1 EL Rosinen
125 g Sahne

Putenbrüste waschen und mit einem Küchenkrepp trocken tupfen. Anschließend in heißem Fett von allen Seiten braun anbraten, dann das Fleisch weitere 3 Minuten braten. Das Fleisch mit Salz und Pfeffer würzen und auf einem Teller zur Seite stellen.

Bratensatz zusammen mit dem Granatapfelsaft und der Hühnerbrühe ablöschen. Gehackte Walnüsse und Rosinen zugeben. Mit Salz, Pfeffer und Curry würzen, Sahne zugeben. Fleisch in die Soße geben und die Soße noch etwas einköcheln lassen.

Dazu passen Nudeln und ein grüner Blattsalat.

*Auch in der Festtagsküche lässt
sich Granatapfel einsetzen.*

Putenrollbraten mit Maronen-Granatapfelkern-Füllung

Für die Füllung

- 1 Granatapfel
- 1 Möhre
- 1 Stange Staudensellerie
- 150 g geschälte Maronen (gibt es küchenfertig, vakuumverpackt)
- 1 Schalotte
- 20 g Butter
- 2 EL Ahornsirup
- Salz, Pfeffer, Curry

Für den Rollbraten

- 1 Bund Suppengrün
- 600 g Putenbrust (vom Metzger schneiden lassen)
- Salz, Pfeffer
- Bratfett
- 100 ml Rotwein
- 200 ml Geflügelfond (Glas)
- 125 g Sahne

Den Granatapfel öffnen und die Kerne herauslösen. Möhre und Stauden-sellerie putzen bzw. waschen, abtrocknen und in feine Würfel schneiden. Die Maronen grob hacken.

Die Schalotte schälen, fein würfeln und in heißer Butter glasig dünsten. Die Möhre, den Sellerie und die Maronen zugeben und andünsten. Dann den Ahornsirup und die Hälfte der Granatapfelkerne dazugeben und mit

Salz, Pfeffer und Curry abschmecken. Die Masse im Stabmixer zerkleinern und beiseite stellen.

Für den Rollbraten das Suppengrün waschen, abtrocknen und grob würfeln. Das Fleisch mit Salz und Pfeffer von beiden Seiten würzen und mit der Granatapfel-Füllung bestreichen. Den Rand frei lassen. Anschließend das Fleisch aufrollen und mit Küchengarn zubinden.

Nun in einer Bratpfanne das Bratfett erhitzen und das Fleisch rundherum gut anbraten. Suppengrün, Rotwein und Geflügelfond dazugeben und aufkochen lassen. Das Fleisch im geschlossenen Topf bei mittlerer Hitze etwa 1,5 Stunden schmoren lassen und dabei öfter wenden.

Anschließend den Braten aus dem Sud nehmen und warm halten. Das Suppengrün mit dem Stabmixer in der Flüssigkeit fein pürieren, Sahne unterrühren und die Soße mit Salz und Pfeffer abschmecken. Fleisch in Scheiben schneiden und zusammen mit der Soße und den restlichen Granatapfelkernen anrichten und servieren.

Dazu passen Knödel und Rotkraut.

Lammrücken mit Granatapfelkernen

1 Zwiebel
2 Knoblauchzehen
1 reifer Granatapfel
Etwa 1 kg Lammrücken
Fett zum Anbraten (z. B. Kokosfett, Butterschmalz)
1/4 l Rotwein
1 Rosmarinzweig
Salz, Pfeffer

Zwiebel und Knoblauch schälen und würfeln. Granatapfel aueinander-
brechen. Die Hälfte der Frucht auspressen (Zitronenpresse) und den daraus gewonnenen Saft beiseite stellen. Aus der anderen Fruchthälfte die
Kerne sorgfältig herauslösen und ebenfalls auf die Seite stellen. Anschließend den Lammrücken zusammen mit den klein gehackten Zwiebeln
und dem Knoblauch im heißen Fett von allen Seiten gut anbraten. Mit
dem Rotwein ablöschen. Nun den Granatapfelsaft und den Rosmarinzweig zugeben und das Ganze zugedeckt etwa eine halbe Stunde schmoren lassen. Das Fleisch anschließend aus dem Topf nehmen, mit Salz und
Pfeffer würzen und den Bratenfond mit etwas Wasser ablöschen. Vor dem
Servieren mit den Granatapfelkernen dekorativ bestreuen und servieren.
Dazu passt Reis und ein frisches Bohnengemüse.

Rehmedaillons mit Pilzen und Granatapfelsoße

3 Rehmedaillons
300 g Pilze (z. B. Steinpilze)
3 Scheiben Speck
3 Schalotten
1 Granatapfel
Bratfett
Salz, Pfeffer
2 EL Portwein
3 Wacholderbeeren
200 ml Wildfond

Den Backofen auf 180 °C vorheizen. Rehmedaillons waschen und trocken tupfen. Pilze abbürsten. Je eine Scheibe Speck um jedes Medaillon wickeln und mit Küchengarn festbinden. Die Schalotten schälen und würfeln. Den Granatapfel öffnen und die Kerne herauslösen. Anschließend die Rehmedaillons im heißen Fett von beiden Seiten anbraten, anschließend salzen und pfeffern und in eine feuerfeste Form geben. Im vorgeheizten Backofen (zweite Schiene von unten) etwa 15 Minuten schmoren lassen (keine Umluft). Den Bratfond mit etwas Wasser loskochen, die gewürfelten Schalotten und die klein geschnittenen Pilze dazugeben und etwas anschmoren. Anschließend den Portwein, die Wacholderbeeren und den Wildfond dazugeben und die Soße reduzieren (auf etwa 200 ml). Zum Schluss die Granatapfelkerne unterrühren und nur kurz warm halten. Die Medaillons aus dem Ofen nehmen und zusammen mit der Soße servieren. Dazu passt ein Kartoffelgratin oder Reis.

Hirschragout mit Grenadine-Birnen

Für die Grenadine-Birnen

- 3 Birnen
- 1 Zitrone
- 150 ml Grenadine-Sirup
- 1 EL Speisestärke
- 30 ml Wasser zum Anrühren der Speisestärke

Für das Hirschragout

- 500 g Hirschfleisch aus Schulter oder Keule
- 1 Zwiebel
- 1 Karotte
- Bratfett
- 3–4 Wacholderbeeren
- 3 Pimentkörner
- 1 EL Tomatenmark
- 200 ml Rotwein
- 300 ml Geflügelbrühe
- Salz, Pfeffer
- 1 EL Johannisbeergelee
- 2–3 EL Rotweinessig
- 300 g Steinpilze
- 1 Schalotte
- 50 g Butter

Die Birnen sollten zuerst zubereitet werden, da sie mehrere Stunden ziehen müssen. Die Birnen schälen, halbieren, vom Kerngehäuse befreien und anschließend mit Zitronensaft einreiben, damit sie nicht braun werden. Den Grenadine-Sirup aufkochen und mit der angerührten Speisestärke leicht binden. Die Birnenhälften dazugeben und zugedeckt etwa 5–10 Minuten bei schwacher Hitze ziehen lassen. Anschließend die Früchte vom Herd nehmen und für etwa 6 Stunden zum Marinieren in der Flüssigkeit stehen lassen.

In der Zwischenzeit des Hirschragout vorbereiten. Dazu das Hirschfleisch waschen, mit Küchenkrepp trocken tupfen und in etwa 4 cm große Würfel schneiden. Zwiebel und Karotte schälen und in kleine Würfel schneiden. Das Bratfett erhitzen und die Gemüsewürfel kurz darin anschwitzen. Die Fleischstücke hinzufügen und bei mittlerer Hitze ringsherum anbraten. Die Wacholderbeeren, Pimentkörner und das Tomatenmark zusetzen. Mit dem Rotwein ablöschen und die Geflügelbrühe zugeben. Das Ganze etwa 1,5 Stunden schmoren lassen. Die Soße mit Salz, Pfeffer, dem Johannisbeergelee und einem Schuss Rotweinessig abschmecken.
In der Zwischenzeit die Pilze putzen und in Stücke schneiden. Die Schalotte schälen und würfeln. Die Butter im Topf erwärmen und die Pilzstücke kurz anbraten, dann die Schalottenwürfel hinzufügen und etwas anschwitzen. Mit Salz und Pfeffer abschmecken. Hirschragout zusammen mit den Pilzen und je einer marinierten Birne auf vorgewärmten Tellern anrichten.
Dazu passen z. B. Spätzle oder Knödel.

Rinderfilet mit Granatapfel-Chutney

Für das Chutney

- 1 Granatapfel
- 1/2 rote Chilischote
- 1 Schalotte
- 1/2 Mango
- 3 EL Rotweinessig
- 2 Nelken
- 20 g Rosinen
- 40 g Zucker
- Salz, Pfeffer

Für das Rinderfilet

- Bratfett
- Etwa 500 g Rinderfilet
- Salz, Pfeffer, Curry
- 100 ml Weißwein
- 100 ml Rindsfond
- 1 Sternanis
- 1 TL Noilly Prat oder Gin
- 100 g Crème fraîche

Den Granatapfel einritzen, halbieren und eine Hälfte auf der Zitronen-presse auspressen. Aus der anderen Hälfte die Kerne mit einem Löffel herauslösen. Nun die Chilischote der Länge nach aufschneiden, die Kerne entfernen und die Hälfte in feine Streifen schneiden. Die Schalotte schälen und würfeln. Die Mango ebenfalls schälen, eine Hälfte vom Stein lösen und das Fruchtfleisch in kleine Würfel schneiden. Rotweinessig zusammen mit den Schalottenwürfeln, den Chilistreifen, den Nelken, den Rosinen, dem Zucker, den Granatapfelkernen und dem Granatapfelsaft im Topf erhitzen und etwa 30 Minuten köcheln lassen und mit Salz und Pfeffer abschmecken. Dabei gelegentlich umrühren. Anschließend das Chutney vom Herd nehmen.

Den Backofen auf etwa 100 °C vorheizen. In einer Bratpfanne das Bratfett erhitzen und das Fleisch rundherum etwa 5 Minuten anbraten. Anschließend das Fleisch aus der Pfanne nehmen, salzen und pfeffern, in eine ofenfeste Kasserolle geben und im Backofen etwa 1–1,5 Stunden weiter garen lassen.

Für die Soße den Bratensaft in der Bratpfanne mit dem Weißwein ablöschen und die Flüssigkeit zusammen mit dem Rindsfond etwas reduzieren. Geben Sie anschließend den Sternanis, den Noilly Prat und die Crème fraîche dazu und schmecken Sie die Sauce mit Salz, Pfeffer und etwas Curry ab. Kurz vor dem Servieren erwärmen Sie das Chutney noch mal kurz. Anschließend das Fleisch aus dem Ofen nehmen, in Scheiben schneiden und zusammen mit dem Chutney auf vorgewärmten Tellern anrichten. Die Soße getrennt dazu reichen.

Dazu passt ein Safranreis.

Festtagsbraten – Gefüllter Puter

Für 6 Personen

Für die Zubereitung dieses Gerichtes sollten Sie, nach Möglichkeit, den ganzen Tag einplanen!

Für die Füllung

200 g Trockenpflaumen (entsteint)

1 TL Wacholderbeeren

1 TL Gewürznelken

400 ml Portwein

400 g Weißbrot oder Toastbrot

200 g Butter

1 Granatapfel

1 Bund Suppengrün

500 g säuerliche Äpfel (z. B. Boskop)

1 Zitrone

2 Schalotten

150 g Nüsse (z. B. Pekan- oder Walnüsse)

Salz, Pfeffer

1 EL getrockneter Majoran

Für den Puter
> 1 Puter (etwa 5 kg)
> 800 ml Geflügelfond (Glas)
> 2 EL Zucker
> Salz, Pfeffer
> 1 EL kalte Butter

Die Pflaumen zusammen mit den Wacholderbeeren, den Gewürznelken (evtl. in einen Papierfilter oder in ein Tee-Ei geben) und dem Portwein 5 Minuten in einem Topf köcheln. Die Rinde vom Brot entfernen und das Brot in etwa 1 cm große Stücke schneiden. Nun in Butter (etwa 80 g) auf dem Herd rösten. Den Granatapfel öffnen und die Kerne herauslösen. Suppengemüse putzen, waschen und klein schneiden. Die Äpfel schälen, das Kerngehäuse entfernen, Fruchtfleisch in Würfel schneiden und mit dem Saft der Zitrone beträufeln. Die Schalotten schälen und fein würfeln. Die Schalottenwürfel zusammen mit den Äpfeln und dem zerkleinerten Suppengemüse in einem Esslöffel Butter andünsten. Die Pflaumen aus dem Portwein nehmen, klein schneiden, die Gewürze aus dem Portwein entfernen und diesen auf die Seite stellen. Die Pflaumen mit dem Suppengemüse und den Granatapfelkernen mischen.

Nun die Nüsse hacken und mit der Pflaumen-Granatapfelkern-Mischung und dem gerösteten Brot mischen. Mit Salz, Pfeffer und Majoran würzen. Dann den Puter waschen, mit Küchenkrepp trocken tupfen und außen und innen salzen und pfeffern. Die Füllung in den Puter geben. Nichtbenötigte Füllung auf die Seite stellen. Die Öffnung mit einem Spieß zustecken oder mit Küchengarn zunähen.

Etwa 4 Stunden vor dem Servieren den Backofen auf 150 °C vorheizen. Den Puter in einen Bräter setzen und 400 ml Geflügelfond angießen. Den Puter etwa 3,5 Stunden garen, zwischendurch wenden und immer wieder mit dem Bratfond begießen. Dann den Backofen auf 200 °C hochschalten und das Geflügel noch etwa eine halbe Stunde weiter garen.

Die übrig gebliebene Füllung in einem Topf mit dem Zucker anrösten und mit dem Portwein ablöschen. Den übrigen Fond (400 ml) dazugießen. Nun den Puter aus dem Bräter nehmen und warm halten. Den Bratenfond vom Bräter (mit einem Löffel) entfetten und zur Soße im Topf gießen. Soße durch ein Sieb passieren, nochmal kurz erwärmen und mit Salz und Pfeffer abschmecken. Die Soße zum Schluss mit einem Stückchen kalter Butter binden. Den Puter auf eine Platte setzen und tranchieren. Dazu die Soße reichen.

Sehr gut passen Serviettenknödel dazu.

Köstliches Zanderfilet mit Speck und Granatapfel

1 Granatapfel
Zanderfilet (etwa 150 g pro Person berechnen)
Salz, Pfeffer (frisch gemahlen)
4–6 Scheiben Bauchspeck
2 EL Butter
125 ml Fischfond
Salbei
1 EL Balsamico-Essig
1 EL Speisestärke

Granatapfel öffnen und die Kerne vorsichtig herauslösen.
Das Zanderfilet in etwa 3 x 3 cm große Stücke schneiden und mit Salz und Pfeffer würzen. Anschließend mit den Speckscheiben umwickeln und bei geringer Temperatur ringsherum in Butter anbraten. Deckel auf die Pfanne setzen und die Zanderstücke etwa 5 Minuten bei schwacher Hitze ziehen lassen. Aus der Pfanne herausnehmen und warm halten.
Jetzt den Fischfond in die Pfanne geben und zusammen mit den Salbeiblättchen, dem Balsamico-Essig und den Granatapfelkernen etwas einköcheln lassen. Mit frisch gemahlenem Pfeffer würzen und mit der Speisestärke binden.
Dazu passt Reis mit Safranfäden.

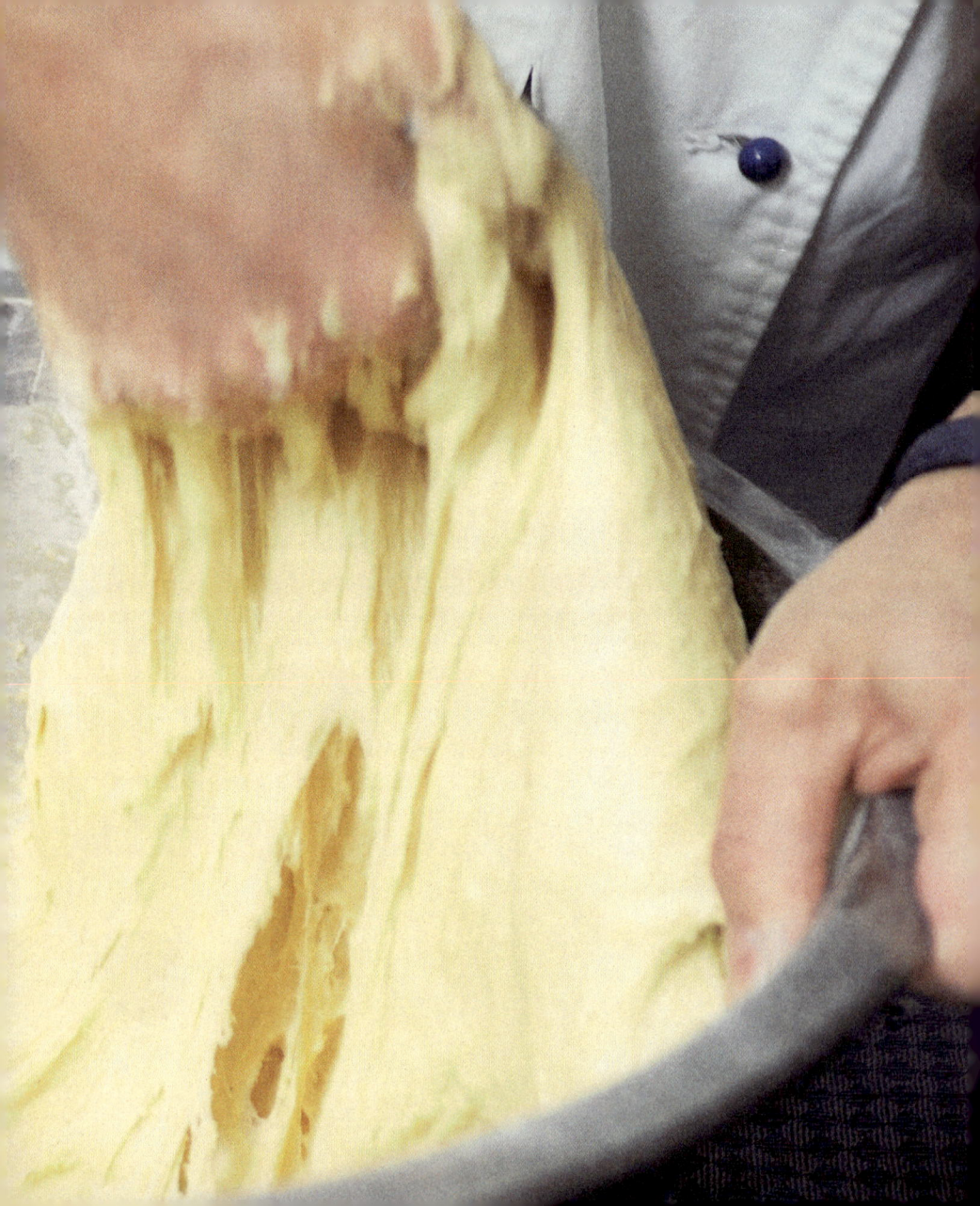

Kuchen und Torten

<u>Beerentarte mit Granatapfelkernen</u>
Für den Boden
- 200 g Mehl
- 1 TL Backpulver
- 1 Ei
- 100 g Butter
- 50 g Zucker

Für die Auflage
- 1 Granatapfel
- 300 g gemischte Beeren (z. B. Himbeeren, Brombeeren, Heidelbeeren)
- 50 g Doppelrahmfrischkäse
- 2 Eier
- 100 g Sahne
- 200 g Crème fraîche
- 20 g Zucker

Mehl zusammen mit dem Backpulver, dem Ei, der Butter und dem Zucker zu einem glatten Teig verkneten. In Klarsichtfolie wickeln und im Kühlschrank etwa eine halbe Stunde ruhen lassen.
Den Backofen auf 200 °C (Gas Stufe 3) vorheizen.

Kuchen und Torten mit Granatapfel sind köstlich.

Inzwischen den Granatapfel öffnen und die Kerne herauslösen. Die Beerenfrüchte vorsichtig abbrausen und anschließend auf einem Küchenkrepp trocknen.

Teig auf bemehlter Fläche ausrollen und eine Tarteform (Durchmesser 26 cm) damit vollständig – auch am Rand – auskleiden. Die Beeren mit dem Großteil der Granatapfelkerne mischen. Restliche Kerne für die Dekoration aufbewahren. Die Fruchtmischung auf den Teigboden geben.

Nun den Frischkäse zusammen mit zwei Eiern, der Sahne, der Crème fraîche und dem Zucker verrühren und vorsichtig über die Früchte gießen. Im Backofen auf der unteren Schiene bei 200 °C etwa 30–35 Minuten backen. Falls die Sahnemasse beim Backvorgang zu dunkel werden sollte, bitte mit Alufolie abdecken.

Anschließend die Tarte herausnehmen, abkühlen lassen, vorsichtig aus der Form nehmen und mit den restlichen Granatapfelkernen bestreuen.

Biskuit-Cremetorte mit Granatapfelkernen

Für den Knetteig

1 Vanilleschote
75 g Mehl
1 Messerspitze Backpulver
10 g Kakao
30 g Zucker
Zimt
50 g Butter
1 EL Wasser

Für den Biskuittteig

4 Eier
150 g Zucker
1 Päckchen Vanillezucker
170 g Mehl
3 TL Backpulver
1 Zitrone (unbehandelt)
Zimt, gemahlene Gewürznelke
50 g weiche Butter

Für die Füllung

150 ml Grenadine-Sirup
100 ml Wasser
1 EL Zucker
1 EL Speisestärke
1 EL Orangenmarmelade
1 Granatapfel

Für die Buttercreme

1 Päckchen Vanillepuddingpulver
300 ml Milch
200 g Sahne
40 g Zucker
25 g Kokosfett
250 g weiche Butter

Eine Springform (Durchmesser 26 cm) fetten und den Backofen vorheizen (Ober- und Unterhitze bei 200 °C, Umluft bei 175 °C).

Die Vanilleschote aufritzen und das Mark herauskratzen. Für den Knetteig das Mehl mit dem Backpulver, dem Vanillemark und den restlichen Zutaten mit dem Handrührgerät (Knethaken) zu einem glatten Teig verarbeiten. Teig anschließend auf dem Boden der Springform ausrollen, am Springformrand hochziehen und mehrfach mit der Gabel einstechen. Die Form auf dem Rost in den Ofen schieben und etwa 15 Minuten backen.

Anschließend für den Biskuitteig die Eier trennen und Eigelb und Eiweiß jeweils mit der Hälfte des Zuckers (Vanillezucker zur Eigelbmasse geben) getrennt steif schlagen. Anschließend das Mehl mit dem Backpulver, etwas abgeriebener Zitronenschale, den Gewürzen und der weichen Butter mischen und mit dem Schneebesen unter die Eigelbcreme ziehen. Das steif geschlagene Eiweiß unter die Masse mengen und den Teig in eine gefettete Springform geben und glatt streichen. Nun die Form in den Ofen schieben und den Teig bei 180 °C (Ober- und Unterhitze) bzw. 160 °C (Umluft) etwa 30 Minuten lang backen. Anschließend den Springformrand entfernen und den Biskuitboden auf ein Backpapier stürzen. Nach dem Abkühlen den Boden zweimal waagrecht durchschneiden.

Für die Füllung den Grenadine-Sirup mit dem Wasser mischen. Anschließend den Zucker und die Speisestärke vermischen und mit etwa 6 Esslöffel der Grenadine-Wasser-Mischung glatt rühren bzw. in einem Schüttelbecher aufschütteln. Die übrige Flüssigkeit auf dem Herd zum Kochen bringen und die angerührte, gezuckerte Speisestärke einrühren. Das Ganze nochmals unter Rühren kurz aufkochen lassen.

Anschließend den Knetteigboden auf eine Tortenplatte geben und mit der Orangenmarmelade bestreichen. Den Granatapfel öffnen und die Kerne herauslösen.

Nun für die Buttercreme das Puddingpulver mit der Milch und der Sahne und dem Zucker nach Packungsanleitung zubereiten und den Pudding anschließend abkühlen lassen. Dabei öfter einmal umrühren, damit sich keine Haut bildet. Das Kokosfett im Topf erwärmen und flüssig werden lassen. Nun die weiche Butter mit dem Kokosfett in einer Rührschüssel mit dem Handrührgerät sorgfältig glatt rühren und den erkalteten Vanillepudding löffelweise dazugeben. Darauf achten, dass die glatt gerührte Butter und der Pudding beide Zimmertemperatur haben, ansonsten droht die Creme zu gerinnen. Die Granatapfelkerne (bis auf einen Esslöffel) unter die Creme mischen.

Nun die eine Hälfte des Biskuitbodens auf den mit der Marmelade bestrichenen Knetteigboden geben und mit der Hälfte der Sirupcreme bestreichen. Anschließend etwa ein Viertel der Buttercreme daraufgeben. Den zweiten Biskuitboden daraufsetzen und ebenfalls zuerst mit der restlichen Sirupcreme und anschließend mit einem weiteren Viertel der Buttercreme bestreichen. Zum Schluss den dritten Biskuitboden obendrauf setzen und die Torte oben und rings herum mit der restlichen Buttercreme bestreichen. Die Granatapfelkerne zur Dekoration auf der Torte verteilen.

Feiner Butterkuchen mit Granatäpfeln

Für den Teig

3–4 Granatäpfel
500 g Mehl
1 Würfel Hefe
100 g Zucker
250 ml Milch
3 Eigelb
100 g weiche Butter
Salz

Für die Füllung

500 ml Milch
1 Päckchen Vanillepuddingpulver
100 g Zucker
150 g Butter
1 Päckchen Vanillezucker
50 g Mandelblättchen

Für den Teig Granatäpfel öffnen und die Kerne herauslösen. Mehl in eine Schüssel geben und Hefe hineinbröckeln. Zucker, lauwarme Milch, die Eigelbe, Butter und eine Prise Salz zugeben. Mit den Knethaken des Rührgerätes etwa 5 Minuten lang zu einem glatten Teig kneten. Diesen auf einer vorbereiteten, bemehlten Fläche etwas flach drücken und die Granatapfelkerne darüber verteilen. Dann die Kerne etwas in den Teig einarbeiten und diesen zu einer Kugel formen. Abgedeckt an einem warmen Ort etwa 1–2 Stunden gehen lassen. Der Teig sollte sich in seinem Volumen deutlich vergrößern.

Für die Füllung: In der Zwischenzeit den Pudding nach Packungsanleitung mit Milch und Zucker kochen. Pudding abkühlen lassen und mehrfach dabei umrühren, damit sich keine Haut bildet. Anschließend Butter und Vanillezucker mit dem Rührgerät schaumig rühren.

Den Teig auf einem gefetteten Backblech vorsichtig ausrollen oder mit bemehlten Händen auseinanderdrücken und für weitere 20–30 Minuten an einem warmen Ort gehen lassen.

Den Backofen auf 180 °C vorheizen. Den Vanillepudding in einen Spritzbeutel füllen. In einen anderen Spritzbeutel die aufgeschlagene Butter geben. Nun dicht an dicht Mulden bzw. Löcher (nicht zu tief) in die gesamte Teigfläche drücken und diese abwechselnd mit der Buttermasse oder dem Vanillepudding füllen. Zum Schluss die Mandelblättchen darauf verteilen und das Ganze mit dem restlichen Zucker bestreuen. Anschließend das Blech in den Backofen schieben (unterste Schiebeleiste) und den Kuchen etwa 30 Minuten backen.

Am besten schmeckt dieser köstliche Kuchen, wenn er noch lauwarm ist.

Granatapfelkuchen

Für die Auflage

- 500 ml Milch
- 1 Päckchen Vanillepuddingpulver
- 50 g Zucker
- 150 g Crème fraîche

Für den Teig

- 1 Granatapfel
- 1 Vanilleschote
- 150 g Butter
- Salz
- 200 g Zucker
- 5 Eier
- 200 g Mehl
- 100 g Kartoffelstärke
- 1 Päckchen Backpulver
- 5 EL Sahne
- 1 EL Puderzucker
- 200 g dunkle Kuvertüre

Den Pudding nach Packungsanleitung mit Milch und Zucker kochen. Pudding abkühlen lassen und mehrfach dabei umrühren, damit sich keine Haut bildet. Dann die Crème fraîche unterrühren.

Den Backofen auf 175 °C vorheizen. Den Granatapfel öffnen und die Kerne herauslösen. Vanilleschote öffnen und das Mark herauskratzen. Die Butter mit einer Prise Salz, dem Zucker und dem Vanillemark schaumig rühren.

Die Eier mit dem Handrührgerät schaumig schlagen. Dann die Eiermasse mit der Buttermasse vermischen. Mehl, Stärke und Backpulver dazugeben und zum Schluss die Sahne unterrühren.

Eine Springform (Durchmessser 26 cm) einfetten und mit Paniermehl ausstreuen. Dann den Teig einfüllen. Anschließend den Pudding darauf verteilen und mit den Granatapfelkernen bestreuen. Den Kuchen im Backofen etwa 1 Stunde backen. Falls er zu dunkel werden sollte, bitte die Oberfläche mit Alufolie abdecken. Dann den Kuchen herausnehmen und abkühlen lassen. Zum Schluss die Kuvertüre im Wasserbad erhitzen und den Kuchen damit überziehen.

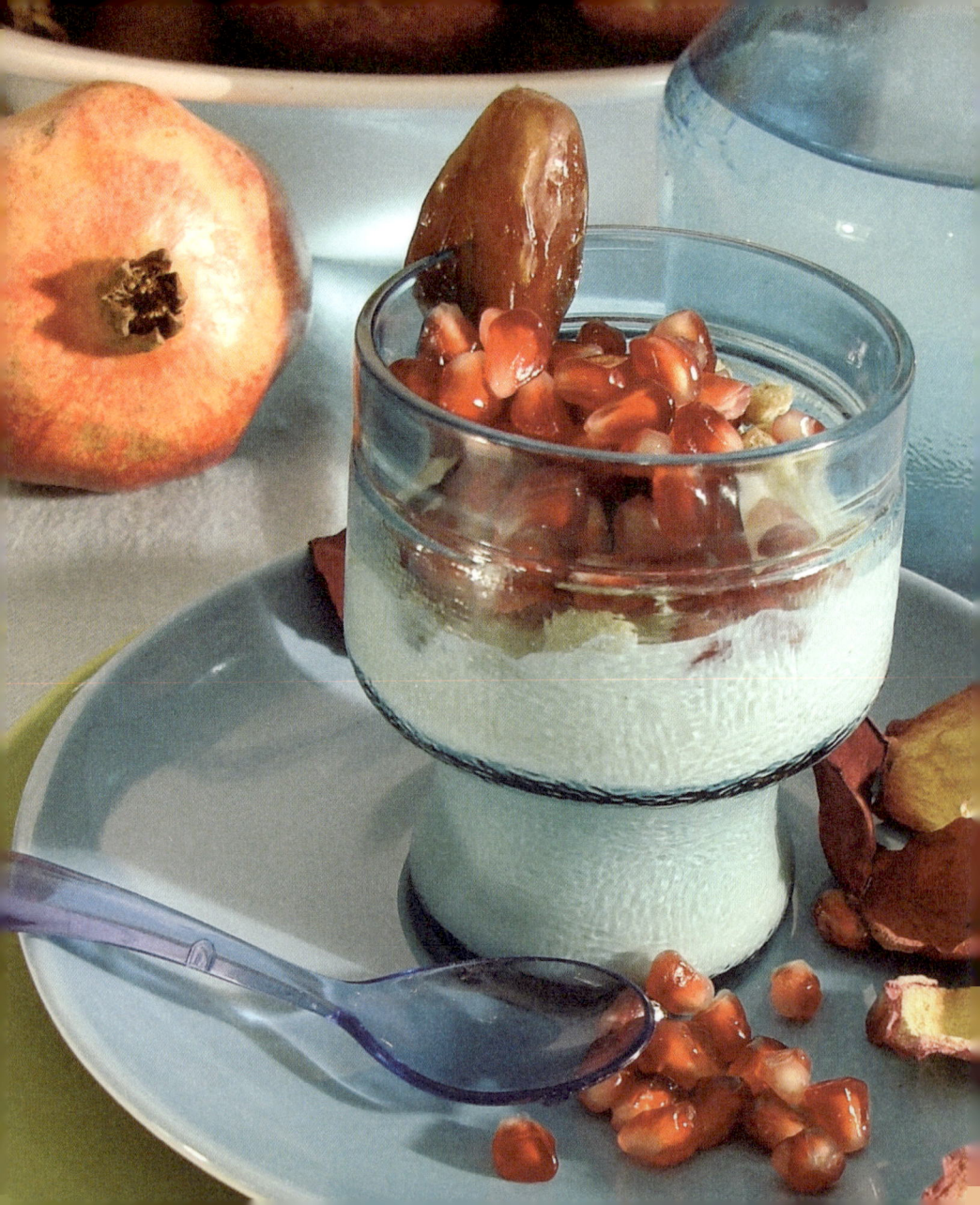

Süßspeisen und Desserts

Frühstücks-Power-Müsli

4 EL Walnuss- oder Cashewkerne
2 EL Kokosraspel
1 Granatapfel
1 Banane oder 1 Mango
80–100 g Haferflocken
1–2 EL Weizenkeime
1 Becher Naturjoghurt
Eventuell etwas Milch
2 EL Honig

Nüsse im vorgeheizten Ofen (Umluft) bei 150–170 °C auf der untersten Schiene für etwa 15 Minuten rösten. Dabei gelegentlich wenden. Anschließend herausnehmen, mit den Kokosraspeln vermischen und abkühlen lassen. In der Zwischenzeit den Granatapfel öffnen und die Kerne herauslösen. Die Banane bzw. die Mango klein schneiden und zusammen mit den Granatapfelkernen, den Haferflocken und den Weizenkeimen in eine Schüssel geben. Die Nussmischung und den Naturjoghurt (eventuell etwas Milch) hinzufügen und den Honig unterrühren. Alles gut vermischen, in Müslischalen verteilen und servieren.

Granatapfel im Müsli macht Appetit.

Granatapfelmarmelade mit Feigen

Für 2 Gläser (jeweils 200 ml)

- 4 Orangen
- 1 Granatapfel
- 2 frische (oder getrocknete) Feigen
- 30 ml Orangensaft
- 30 ml Granatapfelsaft
- 400 g Gelierzucker (1:1)
- 1 Stange Zimt

Die Orangen schälen und die weiße äußere Haut vollständig entfernen. Die Fruchtfilets aus den Trennhäuten herauslösen. Den Granatapfel öffnen und die Kerne herauslösen. Die (frischen) Feigen schälen und in kleine Stücke schneiden. Die Orangenfilets, die Feigen und die Granatapfelkerne sollten zusammen etwa 300 g wiegen. Diese Fruchtmischung in einem Topf zusammen mit dem Orangen- und dem Granatapfelsaft, dem Gelierzucker und der Zimtstange erhitzen. Alles unter Rühren zum Kochen bringen und etwa 3–5 Minuten sprudelnd kochen lassen. Die Zimtstange herausnehmen. Anschließernd in saubere Gläser mit Schraubverschluss füllen und die Gläser umgedreht auf den Deckel stellen, damit sie luftdicht schließen. Sobald die Marmelade im Glas anfängt zu gelieren, wieder umdrehen und an einem kühlen Ort möglichst lichtgeschützt aufbewahren.

Österreichischer Kaiserschmarren mit Granatapfel-Feigen-Kompott

Für das Kompott

5 Granatäpfel
5 Feigen
50 g Puderzucker
250 ml Rotwein
150 ml Cassis
2 Gewürznelken
1 Zimtstange
20 g Speisestärke

Für den Kaiserschmarren

1 Orange (unbehandelt)
250 g Mehl
125 ml Milch
125 g Sahne
1 Prise Salz
150 g zerlassene Butter
4 Eier
150 g Zucker
2 EL Butter zum Ausbacken
2 EL Rosinen

Für das Kompott von vier Granatäpfeln die Schale einritzen und die Früchte vorsichtig (mit dem Messer) in ihre Hälften zerteilen. Diese anschließend entsaften und durch ein Sieb geben. Den letzten Granatapfel öffnen und die Kerne herauslösen. Die Feigen schälen und klein schneiden. Anschließend den Puderzucker in einem Topf leicht karamellisieren lassen, den gesiebten Granatapfelsaft, Rotwein, Cassis, Nelken und die Zimtstange zugeben und aufkochen. Die Speisestärke mit etwas Wasser anrühren, in die Granatapfelsaftmischung geben und kurz aufkochen lassen. Dann die Granatapfelkerne und die klein geschnittenen Feigen zugeben. Das Ganze für weitere 5 Minuten garen. Anschließend zugedeckt für mehrere Stunden kühlen (am besten über Nacht).

Für den Kaiserschmarren Orangenschale mit einem Zestenreißer abnehmen. Das Mehl mit der Milch und der Sahne zu einem dickflüssigen Teig anrühren. Die zerlassene Butter und eine Prise Salz unterrühren. Dann die Eier trennen und die Eigelbe schaumig schlagen. Den Eigelbschaum zusammen mit der abgeriebenen Orangenschale unter den Teig heben. Anschließend die Eiweiße mit dem Zucker steif schlagen und vorsichtig unter die Masse heben. In einer Pfanne die Butter erhitzen, den Teig 3–4 cm hoch eingießen und die Rosinen darauf verteilen und mit schwacher Hitze ausbacken. Alternative (für besonders luftigen Schmarren): Schmarren im vorgeheizten Backofen (180 °C) für etwa 15 Minuten backen. Nach der Hälfte der Backzeit wenden und weiter backen. Anschließend den Schmarren in mundgerechte Stücke zupfen und heiß servieren. Dazu das Grantapfelkompott reichen.

Süßer Reisauflauf mit Grenadine

1 Vanilleschote
400 ml Milch
80 g Zucker
100 g Milchreis
3 Orangen
1–3 EL bittere Orangenmarmelade
1–2 EL Honig
2 Eier
1–2 EL Speisestärke
Butter
1 Granatapfel
40 ml Grenadine-Sirup
100 ml Orangensaft

Vanilleschote aufritzen und das Mark herauslösen. Dieses zusammen mit der Milch und etwa der Hälfte des Zuckers kurz aufkochen. Reis zufügen und bei milder Hitze etwa 20 Minuten köcheln lassen, dabei unbedingt immer wieder umrühren, um ein Anbrennen zu vermeiden. Den Reis anschließend vom Herd nehmen und abkühlen lassen. Die Orangen schälen, die Fruchtfleischfilets von den Trennhäuten befreien und vorsichtig herauslösen. Anschließend die Marmelade und den Honig im Topf erwärmen, die Orangenfilets hinzugeben, in der Marmeladen-Honig-Mischung wenden und den Topf dann auf die Seite stellen.

Nun die Eier trennen. Die Eigelbe zusammen mit der Hälfte des restlichen Zuckers (etwa 20 g) schaumig schlagen. Die Speisestärke vorsichtig unter die Eigelbmasse ziehen und diese Mischung unter den abgekühlten Reis mengen. Die Eiweiße nun mit dem restlichen Zucker (20 g) steif schlagen und ebenfalls unter die Reismischung mengen.

Eine Auflaufform ringsherum mit Butter bestreichen und die Hälfte der Reismischung einschichten. Die Oberfläche mit einem Messer glatt streichen, die Orangenfilets darauf verteilen, die restliche Reismasse auf die Orangen geben und wieder glatt streichen. Den Auflauf im Backofen bei 180 °C (Umluft) etwa 20 Minuten backen.

In der Zwischenzeit den Granatapfel öffnen, die Kerne herauslösen und mit dem Grenadine-Sirup und dem Orangensaft mischen. Den Reisauflauf aus dem Backofen herausnehmen, auf Tellern portionsweise anrichten und die Granatapfelkern-Grenadine-Mischung darauf verteilen.

Panna cotta mit Beeren und Granatapfelkernen

- 2 Blatt weiße Gelatine
- 1 Vanilleschote
- 500 g Sahne
- 60 g Zucker
- 1 Granatapfel
- 200 g Beerenfrüchte (z. B. Heidel- und Himbeeren)

Die Gelatineblätter in Wasser einweichen. Die Vanilleschote aufschneiden und das Mark mit einem Messer herauskratzen. Die Sahne, das Vanillemark und den Zucker auf dem Herd zum Kochen bringen und etwa 10 Minuten köcheln lassen. Anschließend die Sahnemischung vom Herd nehmen, die ausgedrückte Gelatine dazugeben und in dem heißen Gemisch auflösen (nicht mehr kochen!). Nun die noch heiße Masse in mit kaltem Wasser ausgespülte Dessertschälchen füllen und für mehrere Stunden (am besten über Nacht) erkalten lassen.

Den Granatapfel öffnen und die Kerne herauslösen. Zum Servieren die Förmchen stürzen und mit den Beerenfrüchten und den Granatapfelkernen auf einem Teller anrichten.

Heißer Dessert-Schokokuchen mit Granatapfel

Für 4 kleine Kuchen

1 Granatapfel
250 g Butter
250 g dunkle Bitterschokolade (mind. 70% Kakaoanteil, besser 85%)
5 ganze Eier
5 Eigelb
125 g Zucker
50 g Mehl
1 Orange
Zitronenmelisseblättchen

Den Backofen auf 200 °C vorheizen. Den Granatapfel öffnen und die Kerne herauslösen. Butter mit Bitterschokolade im heißen Wasserbad schmelzen. Eier, Eigelbe und Zucker schaumig schlagen. Mehl hinzufügen und alles zusammen mit der Butter-Schokolade-Masse mischen. Die Masse in feuerfeste Förmchen gießen und im vorgeheizten Backofen etwa 10 Minuten backen.

In der Zwischenzeit die Orange schälen und filetieren. Dabei darauf achten, dass alle Häute entfernt werden und nur die Fruchtfleischfilets übrig bleiben. Die Schokoladenkuchen aus dem Ofen nehmen und noch heiß auf Dessertteller stürzen. Teller mit den Orangenfilets, den Granatapfelkernen und der Zitronenmelisse rund um den Kuchen herum dekorieren und heiß servieren. Der Clou des Kuchens: Er ist zwar außen gebacken, aber beim Anstechen quillt die warme halbflüssige Schokolade heraus. Ein besonderer Genuss!

Granatapfeltraum (Dessertcreme)
1–2 reife Granatäpfel
2 Blatt Gelatine
Je 1 EL Zitronen- und Orangensaft
200 g Sahne
50 g Zucker
Dunkle Schokostreusel

Granatäpfel öffnen und mit Zitronenpresse entsaften. Die Blattgelatine für ein paar Minuten in kaltem Wasser einweichen und danach ausdrücken. Den Zitronen- und den Orangensaft zusammen mit der ausgedrückten Gelatine erwärmen, bis diese sich aufgelöst hat (Vorsicht: nicht kochen!). Anschließend soll diese Mischung abkühlen. Dann die Sahne mit dem Zucker steif schlagen und unter das abgekühlte Gemisch ziehen. Mit dunklen Schokostreuseln garnieren und im Kühlschrank fest werden lassen.

Fruchtbecher mit Granatapfel und Granatapfel-Elixier

1 Granatapfel
1/2 Ananas
2 Kiwis
1 Mango
3 Kugeln Eis (z. B. Vanille)
3 EL Granatapfel-Elixier
Ein paar Blättchen Zitronenmelisse

Den Granatapfel öffnen und die Kerne vorsichtig mit einem Löffel herauslösen. Die Ananas schälen und den Strunk entfernen. Anschließend das Fruchtfleisch in mundgerechte Stücke schneiden. Kiwis schälen und in Scheiben schneiden. Mango schälen, das Fruchtfleisch vom Kern lösen und klein schneiden. Alle Fruchtstücke in einer Schüssel vorsichtig mischen und auf Dessertteller verteilen. Anschließend je eine Kugel Eis dazusetzen. Das Granatapfel-Elixier tropfenweise darauf verteilen und die Teller mit Zitronenmelisse dekorieren.

Eis mit Erdbeeren und Grenadine

- 150 g Erdbeeren
- 2–3 TL Zucker
- 2–3 Kugeln Joghurteis
- 4 EL rote Grütze
- 30 ml Grenadine-Sirup
- 1–2 TL gehackte Pistazien

Die Erdbeeren pürieren und den Zucker untermischen. Dekorative Dessert- oder Cocktailgläser wählen und in jedes Glas eine Eiskugel setzen. Darauf die rote Grütze, den Grenadine-Sirup und das Erdbeermus geben. Mit gehackten Pistazien bestreuen.

Quarkspeise mit Granatapfel-Elixier

- 500 g Speisequark (20%)
- 1/8 l Milch oder 125 g Sahne
- 250 g Beerenfrüchte (z.B. Erdbeeren oder Himbeeren)
- 3 EL Granatapfel-Elixier
- 1–2 EL Kokosflocken

Den Quark mit der Milch bzw. der Sahne verrühren. Drei Viertel der Früchte (ganz oder zerkleinert) unterheben. Anschließend vorsichtig das Granatapfel-Elixier unterrühren. Die Nachspeise auf 2–3 Glasschälchen verteilen und mit Fruchtstücken und Kokosraspeln garnieren.

Orangencharlotte mit Grenadine

- 8 Blatt weiße Gelatine
- 4 Eigelb
- 100 g Puderzucker
- Saft von 2 Orangen
- 100 ml Grand Marnier
- 400 g Sahne
- 1 Päckchen Vanillezucker
- 2 Eiweiß
- 30 g Zucker
- 1 Packung Löffelbiskuits
- 1 Granatapfel
- 1 Orange (unbehandelt)
- 70 ml Grenadine-Sirup

Gelatine in kaltem Wasser einweichen. Die Eigelbe zusammen mit dem Puderzucker und dem Orangensaft über einem heißen Wasserbad schaumig schlagen. Anschließend den Grand Marnier hinzufügen. Gelatine ausdrücken und in der Eimasse auflösen.

Nun die Creme vom Wasserbad nehmen und mit dem Schneebesen bis zum völligen Erkalten schlagen. Die Sahne zusammen mit dem Vanillezucker steif schlagen und vorsichtig unter die Eimasse heben. Dann die Eiweiße mit dem Zucker steif schlagen und ebenfalls unter die Masse ziehen.

Eine Springform (Durchmesser 18 cm) mit Frischhaltefolie auskleiden, die Löffelbiskuits am Rand entlang aufrecht und lückenlos aufstellen. Die

Creme in die Form füllen und die Charlotte für etwa 6 Stunden (am besten über Nacht) im Kühlschrank aufbewahren.

Inzwischen den Granatapfel öffnen und die Kerne mit einem Löffel herauslösen. Die Orange waschen, abtrocknen und die Schale in feinen Streifen (Zestenreißer) abziehen und zusammen mit den Granatapfelkernen im Grenadine-Sirup für etwa 5 Minuten erhitzen. Anschließend abkühlen lassen. Die Orange schälen und die Fruchtfilets vorsichtig herauslösen. Die Charlotte nach der Kühlzeit vorsichtig stürzen, die Klarsichtfolie entfernen und die nun sichtbare Cremeoberseite mit der Orangenschalen-Granatapfelkern-Mischung und den Orangenfilets garnieren.

<u>Feines Mascarpone-Granatapfel-Dessert</u>

2 Äpfel
2 Granatäpfel
2 Orangen
1 Messerspitze Zimt
2 Eier
1 Päckchen Vanillezucker
2 EL Zucker
125 g Mascarpone

Die Äpfel schälen und kurz in Zitronenwasser eintauchen, um die Braunfärbung zu verhindern. Die Granatäpfel öffnen und die Kerne vorsichtig herauslösen. Eventuell austretenden Saft auffangen und beiseite stellen. Orangen schälen und in mundgerechte Stücke schneiden. Äpfel in Stücke schneiden. Das Obst mit dem Zimt mischen. Eier trennen. Die Eigelbe zusammen mit dem Vanillezucker mit dem Elektroquirl schaumig schlagen. Die Eiweiße mit dem Zucker ebenfalls steif schlagen. Den Mascarpone mit dem aufgeschlagenen Eigelb vermischen und zum Schluss das steif geschlagene Eiweiß unterziehen. Nun die Mascarponecreme zusammen mit dem vorbereiteten Obst schichtweise in Dessertgläsern anrichten.

Granatapfel-Sherry-Sorbet
Für 4 Personen

Saft von 2 Granatäpfeln
80 ml trockener Sherry
8 EL Wasser
50 g Zucker
Saft von einer 1/2 Zitrone
Zitronenmelisse

Die Granatäpfel anritzen, teilen und in einer Zitruspresse auspressen. Für 3–4 Personen sollten es 200–250 ml sein. Wenn Sie möchten, können Sie ein paar Kerne für die Dekoration aufheben. Den Sherry und den Zitronensaft hinzufügen. Das Wasser mit dem Zucker in einen Topf geben und unter Rühren erhitzen, bis sich der Zucker vollständig gelöst hat. Das Zuckerwasser zu der Granatapfel-Sherry-Mischung geben.

Abkühlen lassen und dann – am besten in einer Metallform – für etwa 4 Stunden in die Tiefkühltruhe stellen. Damit sich keine Eiskristalle bilden, immer wieder mit dem Schneebesen umrühren.

In kleinen Schalen servieren und mit den restlichen Granatapfelkernen und Zitronenmelisse garnieren.

Grenadine-Mousse

200 g Magerquark
3 Blatt rote Gelatine
100 ml Milch
1 Päckchen Vanillezucker
1 Zitrone (unbehandelt)
3 Eier
50 g Zucker
50 ml Grenadine-Sirup
200 g Sahne

Den Magerquark in einem Mulltuch im Sieb etwa 1 Stunde abtropfen lassen. Gelatine in kaltem Wasser einweichen. Die Milch zusammen mit dem Vanillezucker erwärmen. Gelatine ausdrücken und in der warmen bis heißen Milch auflösen. Anschließend die Milch abkühlen lassen und kalt stellen. Die Zitronenschale abreiben, die Zitrone halbieren und die beiden Hälften auspressen. Eier trennen. Die Eigelbe zusammen mit der Zitronenschale und dem Zucker mit dem Elektroquirl schaumig rühren. Anschließend den abgetropften Quark, die Milch, Grenadine-Sirup und den Zitronensaft unterrühren und kalt stellen, bis die Masse zu gelieren beginnt. Inzwischen die Eiweiße steif schlagen und beiseite stellen. Dann die Sahne steif schlagen. Nun zuerst die Sahne und anschließend den Eischnee unter die leicht gelierte Quarkmasse heben. Die Mousse auf Dessertschälchen verteilen und für mehrere Stunden im Kühlschrank kalt stellen (am besten über Nacht).

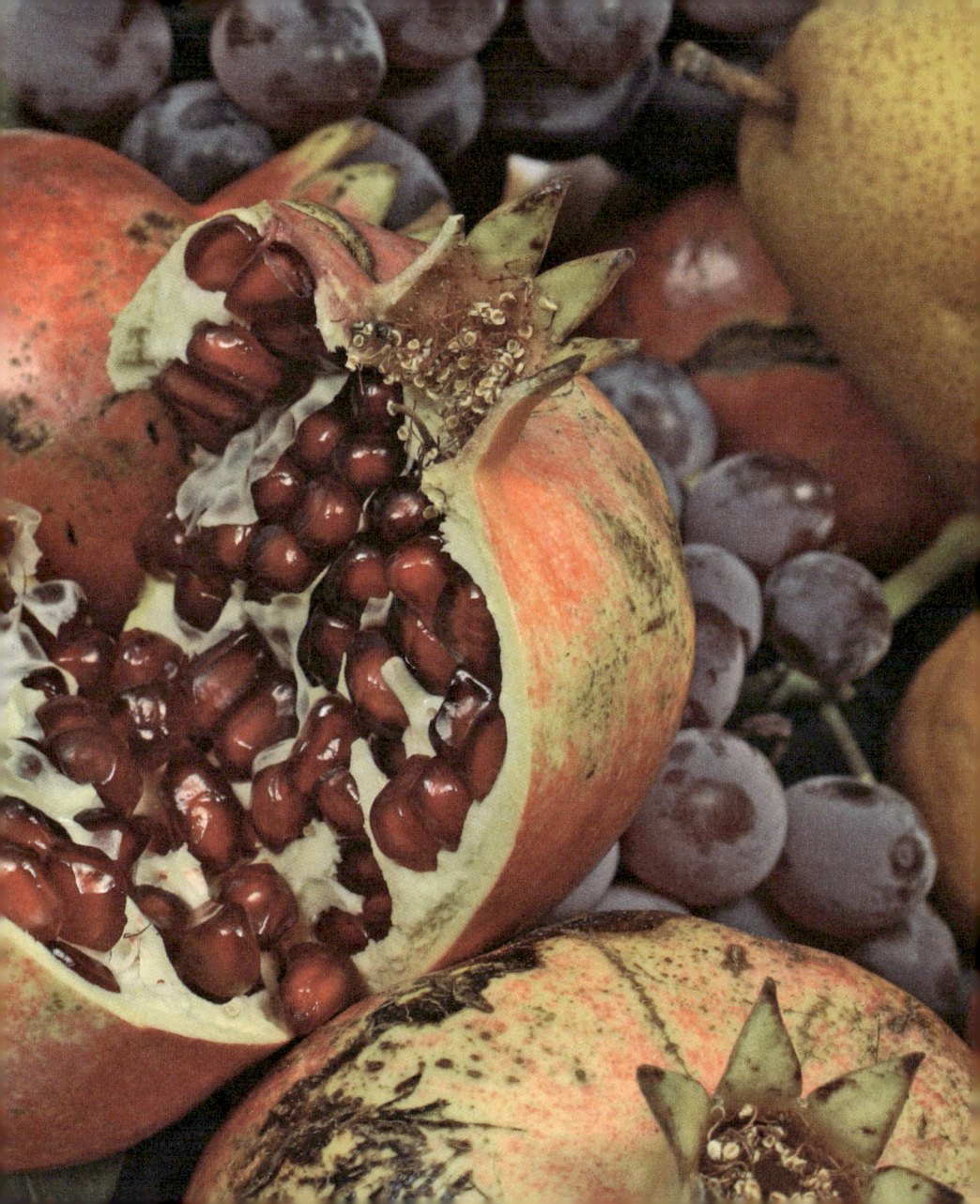

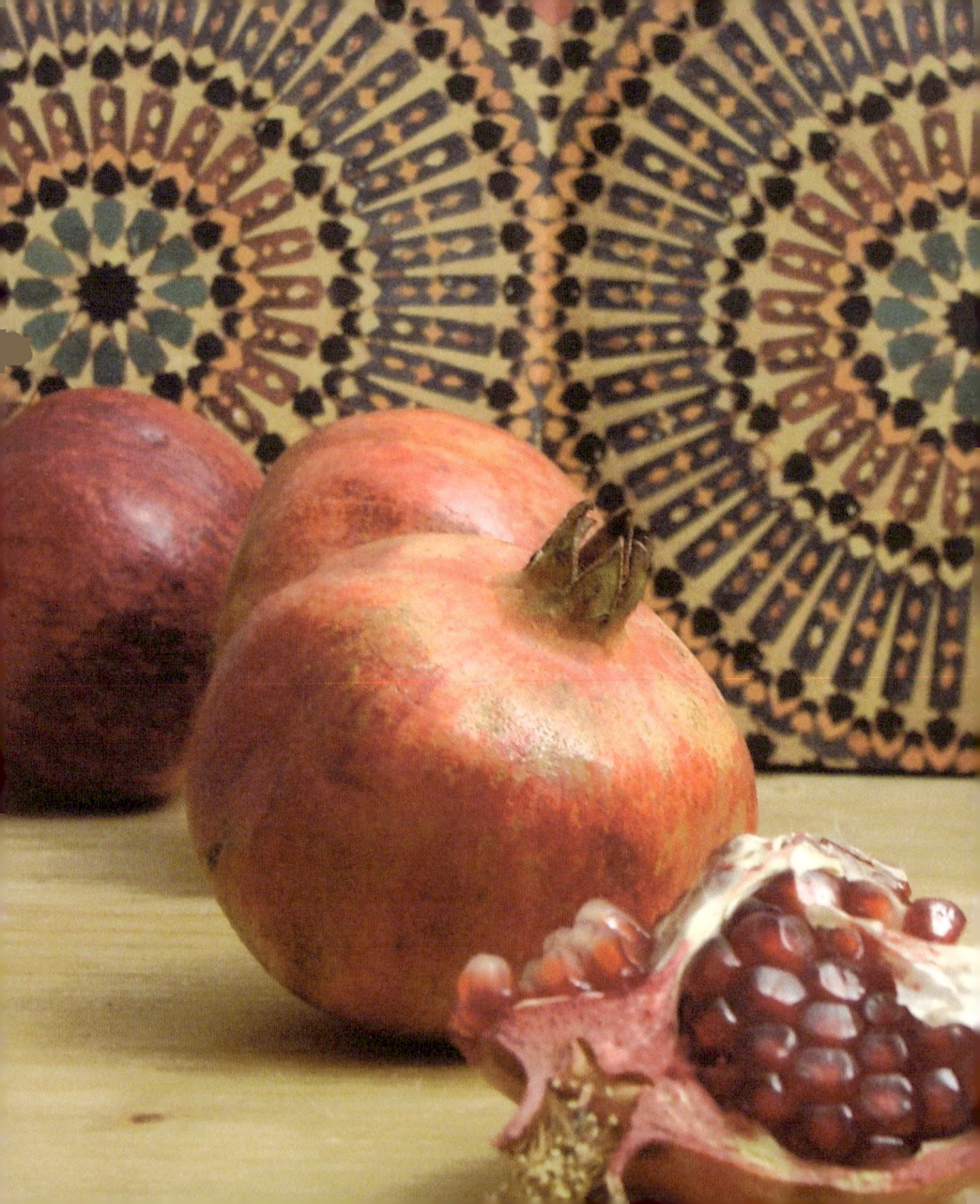

Literatur (Auswahl)

Wie in der Medizin üblich, werden aktuelle Studienergebnisse in den meisten Fällen zuerst in Englisch veröffentlicht. Die Forschungen über Granatapfel sind sehr aktuell. Deshalb die vielen englischsprachigen Literaturhinweise, für die es leider noch keine Übersetzungen ins Deutsche gibt.

Aviram M. et al.: Pomegranate juice consumption inhibits serum angiotensin converting enzyme activity and reduces systolic blood pressure. Atherosclerosis 158, S. 195–198, 2001

Aviram M. et al.: Pomegranate juice consumption reduces oxidative stress, atherogenic modifications to LDL and platelet aggregation: studies in humans and in atherosclerotic apolipoprotein E-deficient mice. American Journal of Clinical Nutrition 71, S. 1062, 2000

Cerda B. et al.: The potent in vitro antioxidant ellagtannins from pomegranate juice are metabolised into bioavailable but poor antioxidant hydroxy-6H-dibenzopyran-6-one derivates by the colonic microflora in healthy humans. European Journal of Nutrition 43, S. 205, 2004

De Nigris F. et al.: Beneficial effects of pomegranate juice on oxidation-sensitive genes and endothelial nitric oxide synthase activity at sites of perturbed shear stress. Proceedings of the National Academy of Science (PNAS) 102, S. 4896, 2005

Döll M.: Antiaging mit Antioxidantien. Herbig Verlag, 2. Auflage 2006

Forest C.P.: Efficacy and safety of pomegranate juice on improvement of erectile dysfunction in male patients with mild to moderate erectile dysfunction: a randomized, placebo-controlled double-blind crossover-study. International Journal of Impotence Research, Online-Publikation, 2007

Fuhrman B. et al.: Pomegranate juice inhibits oxidized LDL uptake and cholesterol biosynthesis in macrophages. Journal of Nutritional Biochemistry 16, S. 570–576, 2005

Jacob L.: Granatapfel: Prävention und adjuvante Ernährungstherapie bei Krebserkrankungen. EHK 56, S. 464–473, 2007

Jeune M.A. et al.: Anticancer activities of pomegranate extracts and genistein in human breast cancer cells. Journal of Medicinal Food 8, S. 469–475, 2005

Kim N.D. et al.: Chemopreventive and adjuvant therapeutic potential of pomegranate (Punica granatum) for human breast cancer. Breast Cancer Research and Treatment 71, S. 203–217, 2002

Kohno H. et al.: Pomegranate seed oil rich in conjugated linolenic acid suppresses chemically induced colon carcinogenesis in rats. Cancer Science 95, S. 481, 2004

Lansky E., Newman R.: Punica granatum (pomegranate) and its potential for prevention and treatment of inflammation and cancer. Journal of Ethnopharmacology 109, S. 177–206, 2007

Mehta R. et al.: Breast cancer chemopreventive properties of pomegranate (Punica granatum) fruit extracts in a mouse mammary organ culture. European Journal of Cancer Prevention 13, S. 345–348, 2004

Pantuck A.J. et al.: Phase-II-Study of pomegranate juice for men with prostate cancer and increasing PSA. Current Urology Reports 7, 2006

Seeram N., Schulman R., Heber D. (Hrsg.): Pomegranates – Ancient Roots to Modern Medicine. CRC Press Taylor and Francis Group, LLC, Boca Raton, London, New York, 2006

Auch bei Alltagsgegenständen wird die Form des Granatapfels aufgegriffen. Hier eine Vase.

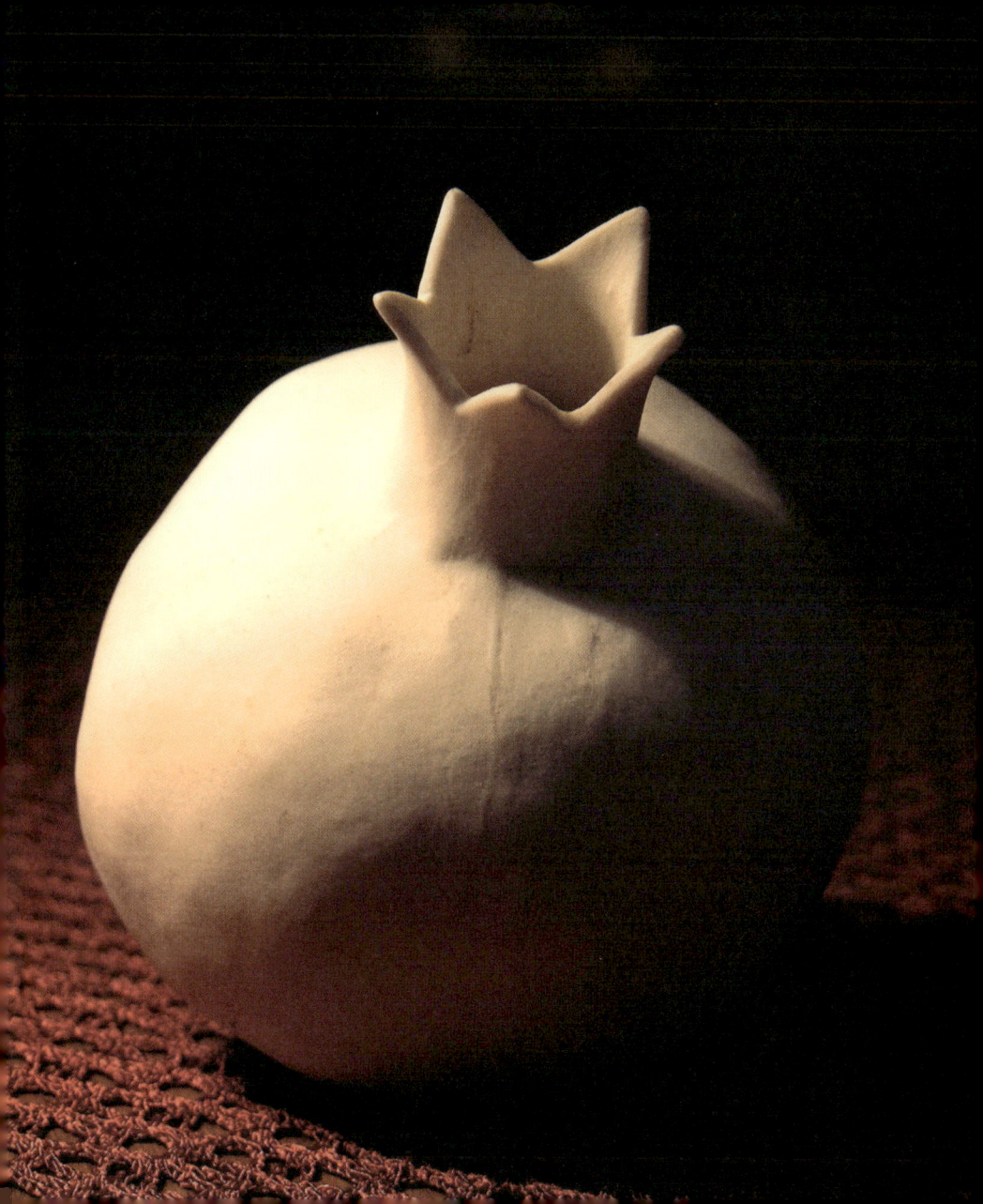

Granatapfelprodukte im Handel

Granatapfelsaft und Granatapfel-Elixier:
Dr. Jacob's Medical GmbH
Rudolf-Dietz-Straße 13
65232 Taunusstein
Tel.: +49 (0)6128 48770
Fax: +49 (0)6128 41098
www.drjacobsmedical.de

Naturreiner Granatapfel-Muttersaft:
W. Schoenenberger Pflanzensaftwerk GmbH & Co. KG
Hutwiesenstraße 14
71106 Magstadt
Telefon: +49 (0)7159 403-0
Telefax: +49 (0)7159 403-180
www.schoenenberger.com
Vertrieb über Reformhaus

Granatapfelsamenöl:
PEKANA Naturheilmittel GmbH
Raiffeisenstraße 15
88353 Kisslegg
Tel.: +49 (0)7563 91160
Fax: +49 (0)7563 2862
www.pekana.com
In der Apotheke erhältlich:
delima® (Kapseln)
delima® feminin (Zäpfchen für die Anwendung im Scheidenbereich)

»SAFT-FIT Bio-Granatapfelsaft«:
Solutions Vertriebs GmbH
Im Farchet 11
83646 Bad Tölz
Tel.: +49 (0)8041 808973-0
Fax: +49 (0)8041 808973-9
www.granatapfel.com
Auch in der Apotheke erhältlich.

Granatapfel-Nahrungsergänzungsmittel:
QUIRIS HEALTHCARE GmbH & Co. KG
Am Kreuzkamp 5–7
33334 Gütersloh
Tel.: +49 (0)5241 40343-0
Fax: +49 (0)5241 40343-11
www.quiris.de
In der Apotheke erhältlich:
Crosmin® Granatapfel mit Lycopin und Selen

Granatapfelkosmetik und Babypflege:
eco cosmetics GmbH & Co. KG
Hildesheimer Str. 353
30880 Laatzen
Tel.: +49 (0)5102 913984
Fax: +49 (0)5102 913983
info@eco-naturkosmetik.de
www.eco-naturkosmetik.de
www.eco-cosmetics.com

Register

Rezeptregister

Getränke

Vorspeisen, Beilagen und kleine Gerichte

Bildquellen

Bild S. 2, 19, 26, 43, 59, 68, 93, 98, 106, 146, 162

© Claudia Sanna, www.atelier-sanna.com

Bild S. 11 © Wolfram Brier/Dr. Ulrich Carlhoff, www.delfter-fliese.de

Bild S. 14 © Mauro Rodrigues – Fotolia.com

Bild S. 35 © Quiris Healthcare, www.quiris.de

Bild S. 79 © Dana Bartekoske – Fotolia.com

Bild S. 96 © Juri Samsonov – Fotolia.com

Bild S. 115 © Mark Huls – Fotolia.com

Bild S. 122 © Andy Berger – Fotolia.com

Bild S. 161 © Igor Dutina – Fotolia.com

Bild S. 165 © Joachim Herrmann

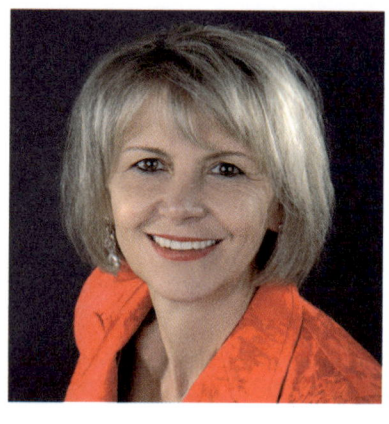

Die Autorin

Dr. rer. nat. Michaela Döll ist als Fachreferentin und als Lehrbeauftragte an der Universität Braunschweig tätig. Die Vitalstoffexpertin hält bundesweit und im Ausland zahlreiche Vorträge und Fortbildungen für Therapeuten ab. Ihre Schwerpunkte sind Zivilisationserkrankungen, Ernährung und orthomolekulare Medizin (Vitalstoffmedizin).

Im Herbig Verlag hat sie die Bestseller »Arthrose – Endlich schmerzfrei durch Bio-Stoffe«, »Antiaging mit Antioxidantien«, »Entzündungen – Die heimlichen Killer« und »Darmgesund mit Probiotika« veröffentlicht.

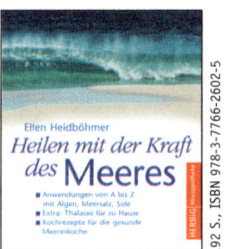
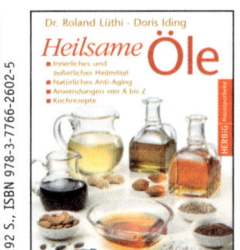
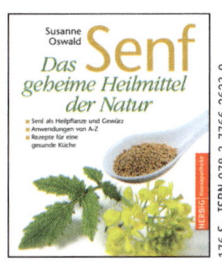
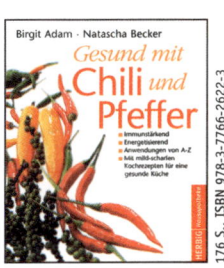
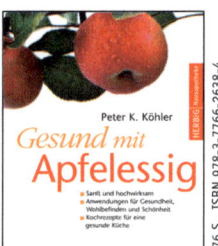
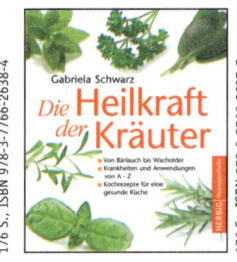
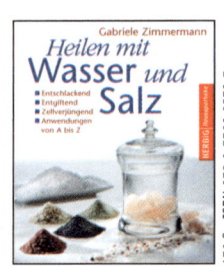
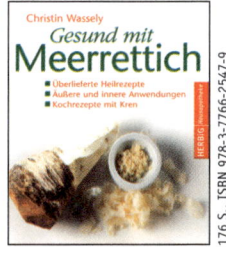
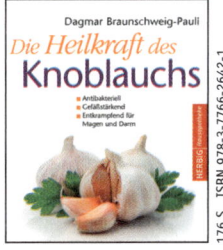
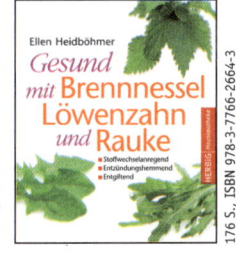

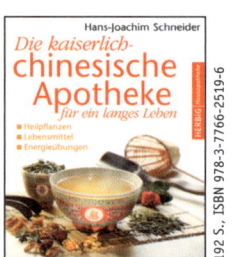
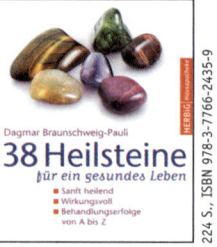
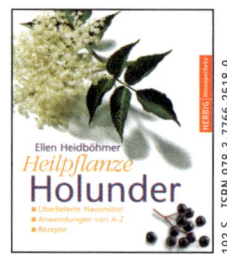
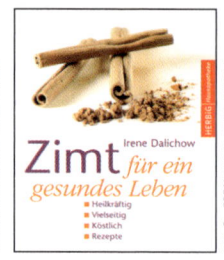
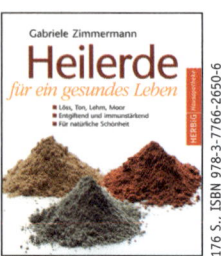
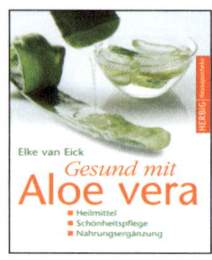
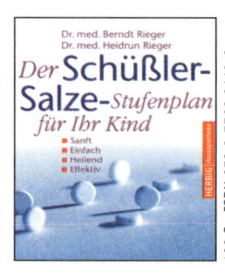
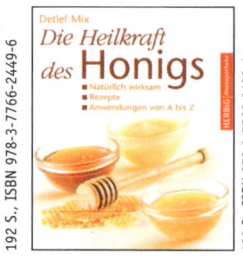
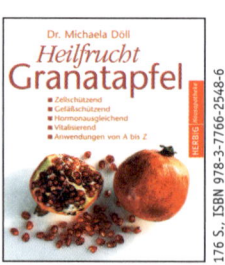
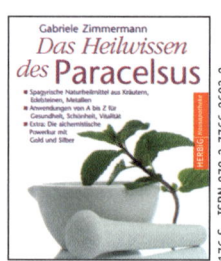
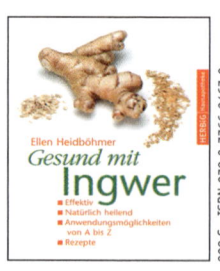

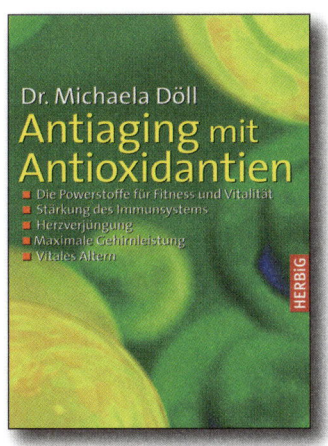

Dr. Michaela Döll räumt mit medizinischen Anti-Aging-Irrtümern auf und präsentiert neueste Erkenntnisse über Powerstoffe für die körperliche und geistige Fitness. Das praxisnahe Antiaging-Konzept mit Checklisten und Selbsttests.

288 Seiten, ISBN 978-3-7766-2500-4

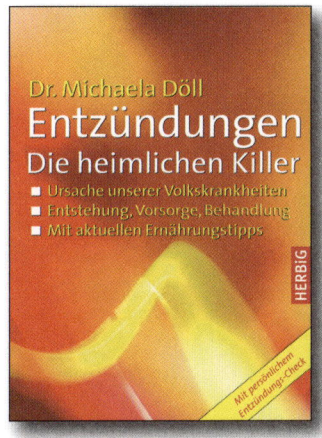

Entzündungen – die unterschätzte Gefahr: Dr. Michaela Döll informiert klar und gut verständlich über Entzündungen als Krankheitsauslöser und zeigt, wie wir unsere Gesundheit durch bewusste Ernährung und den richtigen Lebensstil schützen können.

224 Seiten, ISBN 978-3-7766-2436-6

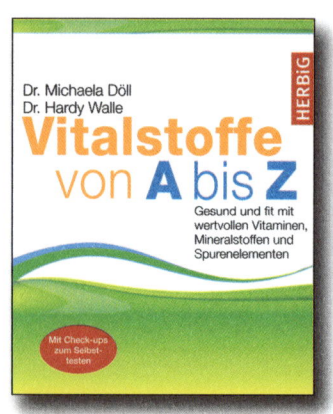

Dieses Buch bietet schnelle und kompetente Orientierungshilfe für alle, die sich im Dschungel der Vitalstoffkombinationen auskennen wollen. Es informiert ausführlich über körperliche Mangelsymptome und die Wirkung der einzelnen Muntermacher.

176 Seiten, ISBN 978-3-7766-2663-6

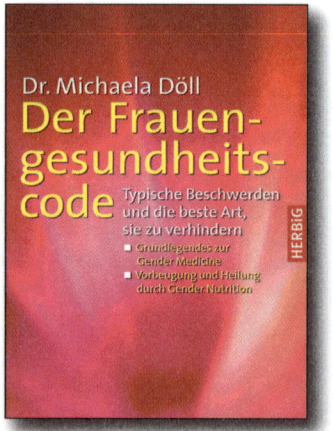

Der Gesundheitsratgeber für das starke Geschlecht! Dr. Michaela Döll stellt die neuesten Erkenntnisse der Gender Medicine anschaulich dar und erläutert, welche medizinische Hilfe speziell Frauen brauchen. Mit wertvollen Tipps für eine frauenfreundliche Ernährung.

208 Seiten, ISBN 978-3-7766-2620-9

HERBiG